HEYNE

Werner Kieser ist Diplomtrainer und studierter Philosoph und beschäftigt sich seit mehr als 40 Jahren mit dem Thema Krafttraining. Er hat unter anderem zahlreiche Spitzensportler trainiert und sich später auf Prävention und Rehabilitation spezialisiert. 1967 gründete er sein erstes Studio in Zürich. Mittlerweile gibt es weltweit über 130 Betriebe.

Aktuelle Standorte und weitere Infos: *www.kieser-training.com*

Werner Kieser

KIESER TRAINING FÜR EINSTEIGER

WILHELM HEYNE VERLAG
MÜNCHEN

Der Name Kieser Training® ist als Marke geschützt.

Dieses Buch erschien bereits in einer früheren Ausgabe unter dem Titel *Gesundheit kennt kein Alter. Kieser Training für Einsteiger* im Heyne Verlag, 2005. ISBN: 978-3-453-66012-0

FSC www.fsc.org MIX Papier aus verantwortungsvollen Quellen FSC® C014496

Verlagsgruppe Random House FSC-DEU-0100
Das für dieses Buch verwendete
FSC®-zertifizierte Papier *Lux Cream* liefert
Stora Enso, Finnland.

Überarbeitete Neuausgabe 06/2011

Umschlaggestaltung: Eisele Grafik-Design, München
Umschlagfoto: © Kieser Training AG/Fotograf: Michael Ingenweyen
Innenfotos: Michael Ingenweyen, München
Satz: C. Schaber Datentechnik, Wels
Druck und Bindung: GGP Media GmbH, Pößneck
Printed in Germany 2011

ISBN: 978-3-453-65017-6

www.heyne.de

Inhaltsverzeichnis

Vorwort 9

TEIL I
Der Körper, das Alter, die Muskulatur

Das wichtigste Vehikel: Ihr Körper 15
So viel wie nötig, so wenig wie möglich 18
Älter werden ist eine Sache, schwach werden eine andere 20
Geliebte Illusionen 24
Unser Bewegungsapparat hat einen Zweck 35
Der Stoff, aus dem wir sind 38
Was macht ein Muskel? 42

TEIL II
Training und Therapie überlagern sich

Warum gibt es einen Trainingseffekt? 51
Der indirekte Effekt 54
Die Therapie 56
Bringen Sie Ihren Körper ins Lot 60
Die Kraft muss gesteuert werden 64
Wie die Muskeln, so die Knochen 68
Genießen Sie Ihr Doppelleben, statt über Stress zu klagen 71
Machen Sie eine gute Figur 75

TEIL III

Besonderheiten von Kieser Training

Warum es bei Kieser Training keine Hanteln mehr gibt 83
Auf das Werkzeug kommt es an: die Maschinen im Kieser Training 87
Aufwärmen, aber richtig 91
Kieser Training und Leistungssport 95
Schwangerschaft und Beckenbodentraining 98
Produktive Ruhe oder »rasender Stillstand«? 102
Selbstwahrnehmung 105
Was Sie bei Kieser Training nicht finden, und warum 109
Die vierzehn Trainingsprinzipien 114
Die Zeit zählt, nicht die Anzahl der Wiederholungen 117
Vom Einstieg bis zur Erhaltung: Ihr Höhenweg bei Kieser Training 119
Welchen Nutzen bietet Kieser Training? 125

TEIL IV

Was noch zu wissen sinnvoll ist

Speis und Trank 131
Herz-Kreislauf-Training 135
»Stretching«: beliebter als nötig 140
Der Mythos um die Bauchmuskulatur 142
Sauna und Kieser Training 145
Zweckmäßige Trainingsbekleidung 147

TEIL V

Vergangenheit und Zukunft

Forschung und Entwicklung beim Kieser Training 153
Die Situation am Gesundheitsmarkt 155
Am Anfang war der Schrottplatz oder: Die lange Geschichte von Kieser Training in Kürze 159
Wie sieht die Zukunft von Kieser Training aus? 166

Anhang

Literatur 171

Register 174

Vorwort

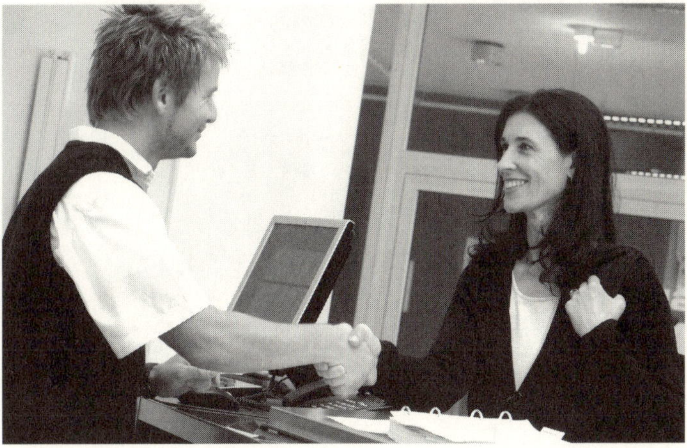

Zum Krafttraining fand ich Mitte der Fünfzigerjahre, in einer Zeit, als dieser Ausdruck im deutschen Wortschatz noch nicht existierte. Zwar gab es Fernkurse von »Meistern« wie »Lionel Strongfort« oder »Charles Atlas«, welche ihren »Schülern« Gesundheit, gutes Aussehen und generelles Lebensglück in Aussicht stellten. Doch wurden diese Inserate von den meisten belächelt, als Appell an Minderwertigkeitsgefühle interpretiert oder gar als Scharlatanerie abgetan. Möglicherweise war diese Sicht nicht ganz unberechtigt, doch sie zielt lediglich auf die Motive; über die Sache selbst, ihren Nutzen und Schaden, sagt dies alles nichts aus.

»Was hat denn Kraft mit Gesundheit zu tun?«, fragte mich der Arzt damals, als ich ihm ankündigte, ich würde ein Training mit Gewichten aufnehmen, damit ich schneller wieder gesund würde, so, wie es mir ein Boxer aus Spanien geraten hatte. Ich hatte mir beim Boxen eine Quetschung des Rippenfells zugezogen und erhielt deshalb vom Arzt Trainings- und Wettkampfverbot. Tatsächlich schien damals nichts abwegiger, als in einer Rekonvaleszenzphase ein Muskeltraining aufzunehmen. Nun, heute wissen wir es besser: Kraft ist unter anderem ein Parameter für den körperlichen Zustand des Menschen. Unsere Muskeln kennen drei labile Zustände: Die Kraft ist entweder im (labilen) Gleichgewicht, sie nimmt zu oder sie nimmt ab. Mit jeder Zustandsänderung der Muskeln geht automatisch eine Änderung unserer physikalischen Daseinsbedingungen einher: Wir tragen leichter beziehungsweise schwerer an uns, denn es sind einzig die Muskeln, die uns durchs Leben tragen. Diese Einsicht liegt der Entwicklung von Kieser Training zugrunde, mit der ich um 1960 begann.

Die Verbreitung, die Kieser Training in Mitteleuropa gefunden hat, gründet auf der Empfehlung seiner Kunden. Diese haben buchstäblich am eigenen Leib erfahren, was mit einem sinnvollen Training und der entsprechenden Technologie möglich ist. Die Marke Kieser Training ist bekannt geworden durch ihren Nutzen. Meistens geht die Praxis der Wissenschaft voraus. Je mehr sich die Wissenschaft mit dem Thema »Kraft« beschäftigt, umso mehr weitet sich das Spektrum seines therapeutischen und präventiven Nutzens. Viele haben von Kieser Training gehört und möchten sich erstmal in Kürze darüber informieren, worum es dabei geht. Einen solchen Überblick zu bieten ist der Zweck dieses Buches.

Werner Kieser

TEIL I

Der Körper, das Alter, die Muskulatur

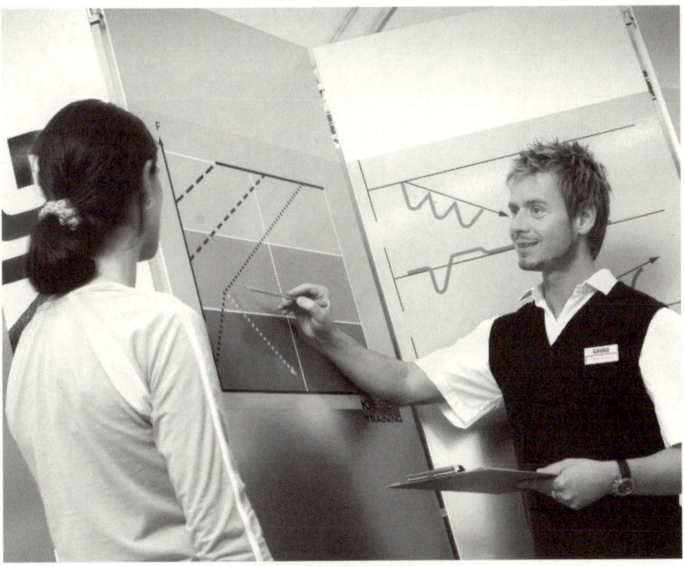

Das wichtigste Vehikel: Ihr Körper

Haben Sie einen Körper oder sind Sie einer?
Sicherlich, eine philosophische Frage. Allerdings hat sie Konsequenzen. Gigantische geistige Systeme wurden konstruiert, um zu beweisen, dass wir »mehr« und etwas anderes sind als unser Körper; mit dem impliziten Ziel, ihm zu entkommen. Wohin, darüber gehen die Meinungen auseinander, je nach Glaube oder Mode. Leidtragender all dieser Bestrebungen war und ist meist – der Körper. Als »irdisch«, »fleischlich«, »weltlich« verachtet, war er das Mittelalter hindurch bis in unsere Zeit der Geschundene und Verachtete. Als Wehrwall und Kugelfang dient er in Kriegen den Interessen nationaler Staaten, doch nicht den seinen. Man sagt zwar, dem Zeitgeist wäre ein »Körperkult« oder, etwas akademischer ausgedrückt, »Narzissmus« zu eigen. Dem mag wohl so sein. Doch ist dies nicht mehr und nicht weniger als die Kehrseite der Körperverachtung, so wie die Pornographie jene der Prüderie. Die mitunter religiös anmutende Zelebrierung des Sports, die sinnstiftend auftretende Fitness- und Wellnessbewegung und die oft geradezu kindisch anmutende »Wohlfühl«-Manie, sie alle erhärten den Verdacht: Eine rationale Einstellung zum eigenen Körper haben wir noch nicht erlangt. Das Pendeln zwischen den Alternativen – vernachlässigen oder schinden – ist die Konsequenz unseres kulturellen Erbes.

Zum Beispiel: Ihr Rücken

Bis vor etwa 15 Millionen Jahren haben sich unsere Vorfahren auf vier Beinen fortbewegt. Die Wirbelsäule lagerte im stabilen Gleichgewicht, gleichsam als »Brücke« auf vier »Pfeilern«, den Beinen. Dann begannen unsere Vorfahren sich über viele Generationen hinweg mehr und mehr aufzurichten. Die Vorderfüße wurden selbst beim Laufen frei für andere Zwecke, das Gesichtsfeld erweiterte sich, die Übersicht nahm zu. Diesen Vorzügen gegenüber standen Nachteile, die uns bis heute zu schaffen machen. Der Wechsel vom stabilen ins labile Gleichgewicht bedeutet eine erhebliche Mehrbelastung für die Wirbelsäule, wird sie doch kurzerhand von der »Brücke« zur »Säule« umfunktioniert. Schlimmer noch: Die nun freien »Vorderfüße« werden zu allerlei Verrichtungen herbeigezogen, welche die durch die aufrechte Haltung ohnehin erhöhten Drehmomente und Scherkräfte auf die Wirbelsäule nochmals erhöhen. Dazu sind wir jedoch muskulär nicht angemessen ausgerüstet.

Die Wirbelsäule – ohne Muskulatur – hält einer vertikalen Belastung von zwei Kilo schon nicht mehr stand. Um aufrecht zu bleiben, benötigt sie eine starke Muskulatur. Dies ist eine Hauptursache des »Rückenproblems«. Diese aus der Muskelschwäche resultierenden Beschwerden können zwar durch das Erlernen schonender Bewegungsmuster für den Alltag – unter anderem richtig stehen, gehen, sitzen, liegen – umgangen werden. Bei der Ursache anzusetzen bedeutet jedoch Kräftigung, nicht Schonung.

Die Aufmerksamkeit, die das »Rückenproblem« im öffentlichen Diskurs erhält, lenkt etwas von der Tatsache ab, dass

Abb. 1 Der Wechsel im Laufe der Evolution vom stabilen ins labile Gleichgewicht bedeutet eine erhebliche Mehrbelastung für die Wirbelsäule. Sie wurde damit von einer »Brücke« zu einer »Säule« umfunktioniert. Dazu sind wir muskulär nicht angemessen ausgerüstet.

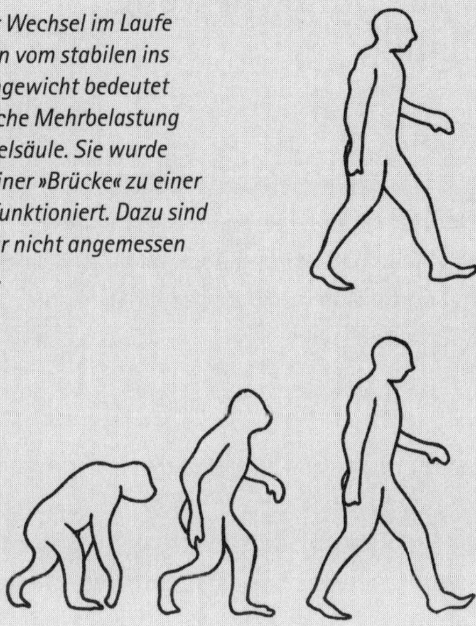

es sich hier lediglich um die bekannte »Spitze des Eisbergs« handelt. Der Zustand des Rückens ist ein Hinweis auf den Gesamtzustand des Bewegungsapparates. Daher ist »Schmerzfreiheit«, wie sie bei Kieser Training mit der Kräftigungstherapie angestrebt wird, lediglich eine Zwischenstufe zur allgemeinen Trainingstauglichkeit des Kunden, die ihn zum selbstständigen Krafttraining im Kieser Training befähigt. Das Problem ist erst dann gelöst, wenn der Mensch nicht nur beschwerdefrei ist, sondern wenn er eine Kraftreserve aufgebaut hat, die ihn vor Rückfällen schützt. Es ist die Aufgabe des Arztes im Kieser Training festzustellen, wann der Kunde in der Lage ist, in die Stufe des selbstständigen Trainings eingeführt zu werden.

So viel wie nötig, so wenig wie möglich

»... aber nicht weniger«, soll Albert Einstein angefügt haben. Da dieses Postulat eine wichtige Unternehmensprämisse von Kieser Training ist, hier einige Erläuterungen.

Wenn Medien in ihren »Ratgebern« für Endverbraucher unter anderem das Kriterium »Vielfalt« oder »Angebotsbreite« zugrunde legen, zeugt dies zwar nicht gerade von Scharfsinn, ist aber nachvollziehbar. Denn wirkliche Recherche setzt Fachkenntnis voraus. Solche einzukaufen ist heute den meisten Sendern zu teuer.

Wer beispielsweise an der Leica-Kamera bemängelt, dass sie »zu wenige« Funktionen hätte (beispielsweise keinen Autofokus), sagt damit nichts aus über die Kamera, wohl aber über sich. Nämlich, dass er nichts von Fotografie versteht. Der in der Kunstausbildung oft zitierte Hinweis, »Beschränkung der Mittel gibt Stil«, trifft auch für den Alltag zu. Der Knappheit der Angebotspalette von Kieser Training steht die vertiefte Auseinandersetzung mit dem gegenüber, wofür der Name steht: der therapeutischen und präventiven Entwicklung der Muskelkraft.

Statt Ihnen zu erzählen, was Sie bei Kieser Training alles machen können, zeige ich Ihnen lieber, wie wenig Sie benötigen. Denn viele der heute noch propagierten Fitnessaktivitäten sind nutzlos bis schädlich. Der atemlosen und schrillen Aktivität, die diesem Hampeln und Strampeln zu eigen ist, entspricht ihre stupende Geistlosigkeit.

Bei der Verbesserung der physikalischen Daseinsbedingungen – sprich »Training« – geht es darum, den wirkungsvollsten Punkt zu treffen. Wenn ein Schiff zu sinken droht, muss erst das Leck geschlossen werden und nicht das Deck neu gestrichen. Von den wenigen veränderbaren Faktoren, die Ihren körperlichen Zustand bestimmen, ist der Faktor »Kraft« der wichtigste und seine Veränderung die folgenreichste. Um die sogenannte »Dekonditionierungs-Spirale« – den stetig steigenden körperlichen Zerfall – zu stoppen und umzudrehen müssen wir dort ansetzen, und nur dort, wo die Ursache liegt: beim Mangel an Widerstand.

Kieser Training zielt nicht auf den »Spaß«-Faktor, sondern auf den »Trigger«-Faktor, also jenen Punkt, der, einer Kettenreaktion gleich, alle weiteren auslöst. Und das ist die Kraft.
Dominieren im Organismus erst einmal wieder die Aufbauvorgänge über die Abbauvorgänge, findet ein »Stimmungswechsel« statt: Der Mensch unternimmt plötzlich Dinge, für die er vorher »keine Zeit«, in Wirklichkeit jedoch nicht den Mut hatte. Er will nun sein Studium zu Ende führen, geht endlich in die Natur zum Wandern und hört ohne Krampf auf zu Rauchen, weil er sich jetzt mit Interessanterem beschäftigt.

Älter werden ist eine Sache, schwach werden eine andere

Während Sie dieses Buch lesen, gehen in Ihrem Körper gerade Tausende von Zellen zugrunde. Gleichzeitig werden Tausende aufgebaut. Wenn wir jung sind, überwiegen die Aufbauprozesse – wir wachsen. Wenn wir alt sind, überwiegen die Abbauprozesse – wir sterben. Die Evolution hat kein Interesse daran, dass wir älter als etwa 25 werden. Bis dahin hält der »Kredit« der Natur vor; danach müssen wir etwas unternehmen.

Lange glaubte man, diesen Verlauf hin zum stetigen Abbau nicht beeinflussen zu können. Den ersten schlagenden Gegenbeweis erbrachte jedoch 1990 die Geriaterin Maria Fiatarone. Die Ärztin trainierte acht Wochen lang eine Gruppe von 18 Altersheiminsassen im Alter zwischen 86 und 96 Jahren. Ausgeführt wurde eine einzige Kräftigungsübung für die Oberschenkelmuskulatur, dreimal pro Woche.

Der durchschnittliche Kraftzuwachs betrug 171 Prozent; der durchschnittliche Muskelzuwachs – computertomographisch festgestellt – betrug 9 Prozent. Und obwohl keine Gehübungen oder vergleichbare Bewegungsübungen gemacht wurden, verbesserte sich die Gehgeschwindigkeit um durchschnittlich 51 Prozent.

Diese spektakulären Resultate geben in zweierlei Hinsicht zu denken. Erstens ist damit bewiesen, dass es nie »zu spät« ist (obwohl es sicher sinnvoll ist, früher mit dem Training zu beginnen), zweitens zeigt der unverhältnismäßig große Kraftzuwachs den Grad der Untrainiertheit dieser alten Menschen. Mit anderen Worten: Wir schonen die Alten zu Tode.

Kieser Training über 50

Sollen ältere Menschen anders trainieren als junge? Nicht grundsätzlich, denn die biologischen Prinzipien gelten für Alt und Jung. Jedoch sollten einige Punkte beachtet werden. Mit zunehmendem Lebensalter lässt die Elastizität der Gewebe, insbesondere der Blutgefäße, aufgrund des abnehmenden Wassergehalts ab. Ein sichtbares Symptom dieses Wasserverlustes zeigt sich an der Haut in Form von Falten. Dasselbe gilt im Prinzip auch für die anderen Gewebe wie Sehnen, Bänder und Muskeln. Mit dem Wasserverlust nimmt die Brüchigkeit zu. Das Training des älteren Menschen muss also sanfter beginnen und die Kurve der Gewichtesteigerung im Training weniger steil gewählt werden als bei jungen Menschen.

Die Beweglichkeit in den Gelenken ist oft schon bei Vierzigjährigen mangels Gebrauch reduziert. Die Einstiegsphase, die unter anderem auch der Rückgewinnung der natürlichen Beweglichkeit dient, wird in solchen Fällen etwas länger dauern. Keinesfalls soll versucht werden, diese Beweglichkeit im Hauruck-Verfahren wiederherzustellen. Mit dem normalen Training, das ja die Dehnungsphase bewusst akzentuiert, stellt sich die natürliche Beweglichkeit nach wenigen Wochen automatisch und oft unbemerkt wieder ein.

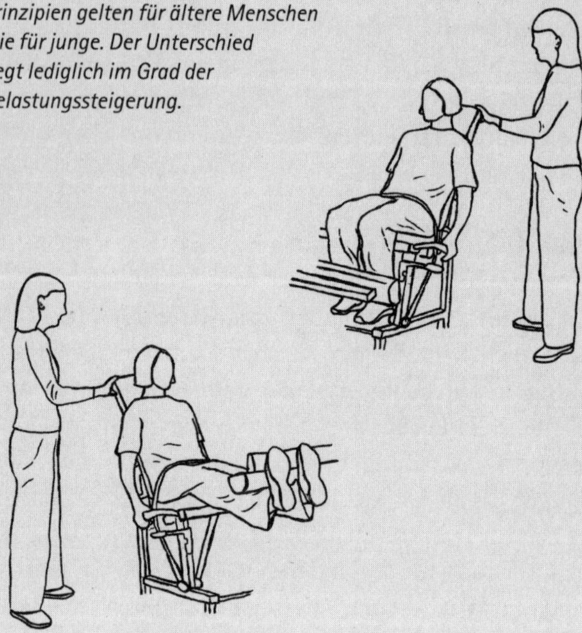

Abb. 2 Die physiologischen Prinzipien gelten für ältere Menschen wie für junge. Der Unterschied liegt lediglich im Grad der Belastungssteigerung.

Welches Alter Sie auch immer haben, »zu spät« ist es nie, und ein Grund zur Trainingsabstinenz kann auch ein fortgeschrittenes Alter nicht sein. Es gibt aber eine Tatsache, die Sie dann beachten müssen, wenn Sie noch nie Ihre körperliche Leistungsgrenze erfahren haben, sei es durch körperliche Aktivität oder bei anderer Gelegenheit. Dann ist das Kieser Training-Prinzip Nr. 5 für Sie nicht konkret nachvollziehbar. Es lautet: »Führen Sie jede Übung bis zur lokalen Erschöpfung der betroffenen Muskeln aus, also so lange, bis Ihnen keine vollständige Bewegung mehr möglich ist.« Zwischen dem Empfinden einer Muskelmüdigkeit und der tatsächlichen Erschöpfung des Muskels liegen Welten. Wenn Sie bei einer Übung den Eindruck haben, »jetzt geht es nicht mehr«, ignorieren Sie ihn. Wundern Sie sich nicht, wenn Sie das vorangegangene Pensum fast noch einmal schaffen. Dies ist meine Beobachtung aus vielen Jahren Trainertätigkeit. Dieses im Grunde genommen psychologische Problem der Bewusstheit um die eigene wirkliche Leistungsgrenze ist beim Einstieg ins Kieser Training nicht unmittelbar von Bedeutung, da die Einführung ja ohnehin »sanft« erfolgt und erst einmal andere Gesichtspunkte wie saubere Übungsausführung, Beweglichkeit und die Korrektur der Dysbalancen im Vordergrund stehen.

Geliebte Illusionen

Es ist ein Paradox: Zeitungen und Magazine sind voll mit Gesundheitstipps, Fitnessprogrammen, Wellness-Empfehlungen, Ernährungsratgebern und »Wohlfühl«-Angeboten. Gleichzeitig aber verschlechtert sich der durchschnittliche Fitness- und Gesundheitszustand der Bevölkerung. Angesichts dieser zu vermutenden Begeisterung ist es seltsam, wenn die Tatsache, dass heute schon Neunjährige unter Altersdiabetes leiden, nicht einen Aufschrei der Empörung auslöst. Nichts. Man diskutiert die Abschaffung der Turnstunde aus Kostengründen, man opfert Grünzonen der »Schaffung von Arbeitsplätzen« und verbietet das Spielen in Parkanlagen. »Ist dies schon Tollheit, hat es doch Methode«, ist man versucht mit Shakespeare zu sagen. In der Tat finden diese »kleinen« Ungereimtheiten ihre große Fortsetzung, wenn beispielsweise Politiker von »Menschenrechten« salbadern und am nächsten Tag die Hindernisse für Waffenexporte wegräumen. Dass die Idee von Kieser Training in der »Spaßgesellschaft« überhaupt wahrgenommen wird, wundert mich immer wieder, ist aber auch eine Motivation weiterzumachen. Drei fleißig gepflegte Illusionen sollen hier aufgezeigt werden.

»Etwas Sport tut es doch auch«

Das ist in etwa die übliche Empfehlung: »Bewegen Sie sich ein bisschen! Treiben Sie etwas Sport!« Wohl hunderte Male täglich erhalten Patienten von ihren Ärzten diesen wahrhaft undifferenzierten Rat. Denn hier gilt es zu unterscheiden: Aufbau und Wartung des Bewegungsapparates, das ist Kieser Training; Gebrauch und Verbrauch, das ist Sport. Eine Analogie: Das Kauen harten Brotes mag gut sein für die Zähne. Doch ist dies weder sein Zweck noch ersetzt es die Dentalhygiene und die periodische Entfernung von Zahnstein. Die Verwechslung von Sport und Kieser Training ist zwar verbreitet, gibt aber ein falsches Bild von der Sache. Am Beispiel des Laufens, der am häufigsten praktizierten sportlichen Aktivität, lässt sich dieser Sachverhalt veranschaulichen.

Laufen kommt durch den Einsatz praktisch aller Muskeln zustande, doch werden diese Muskeln unterschiedlich starken Spannungen ausgesetzt. Je nach Geschwindigkeit und Steigung der Laufstrecke kommen die einen oder anderen Muskeln zu verstärktem Einsatz. In allen Fällen jedoch ist dieser Einsatz unvollständig.

Es sind hauptsächlich die Muskeln des Hüftgelenks, des Kniegelenks, des Fußgelenks und des Kreuzes, die beim Laufen die Hauptarbeit leisten. Diese Gelenke haben ihren von Natur aus vorgegebenen Bewegungssektor, ROM (Range of Motion) genannt. Beim Hüftgelenk beträgt dieser Sektor beispielsweise 110 Grad im Normalfall; im Kreuz sind es 72 Grad und so weiter. Beim Laufen benutzen Sie jedoch lediglich die Hälfte, meistens nur ein Drittel dieses ROM, beispielsweise des Hüftgelenks (siehe Abbildung 3). Und selbst

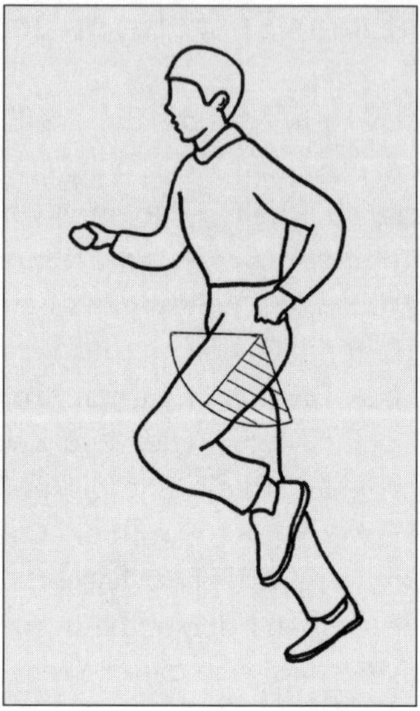

Abb. 3 Wir benutzen selbst beim Laufen nur einen kleinen Sektor unseres Hüftgelenks.

innerhalb dieses Winkels ist es wiederum nur ein Ausschnitt, vielleicht 10 oder 20 Grad, der einen überschwelligen Reiz erhält, wenn überhaupt. Das gilt im Prinzip für alle Gelenke unseres Bewegungsapparates. Im Klartext: Keine Sportart und auch keine sonstige körperliche Betätigung trägt diesem Sachverhalt Rechnung und sie bleiben damit – im Hinblick auf den Aufbau und die Wartung des Bewegungsapparates – im besten Fall Stückwerk. Die positiven Effekte körperlicher Betätigung sind sowohl beim Sport wie bei der Arbeit ein »Nebenprodukt«, nicht das Ziel.

Die Muskeln wie die Gelenke sind zur Nutzung ihrer ganzen Bewegungsreichweite angelegt. Nur wir Menschen leisten uns den Luxus, den ROM zu verkleinern. Andere Wirbeltiere nutzen ihn voll und bewahren sich ihre Beweglichkeit für das ganze Leben. Wenn Sie nur einen Ausschnitt trainieren, entwickeln Sie ein Ungleichgewicht der Kräfte, da der Muskel nur in jenem Winkel die Kraft entwickelt, in dem er einen Spannungsreiz abbekommt.

Wenn das Ziel – wie beim Kieser Training – die Instandstellung, der Aufbau und die Erhaltung des Bewegungsapparates ist, erfordert dies eine andere Betrachtungsweise. Eine Übung ist erst dann sinnvoll, wenn sie den ganzen Muskel trainiert; das bedeutet eine Bewegung gegen adäquaten Widerstand über die ganze Gelenksamplitude (ROM). Das ist eines der technischen Erfordernisse bei der Konstruktion unserer Maschinen.

Was hier am Beispiel des Laufens gezeigt wurde, gilt prinzipiell für alle Sportarten. Das ist jedoch kein Grund, auf Sport zu verzichten, wenn Sie Sport mögen und wenn Sie ihn sich körperlich leisten können. Schaffen Sie sich die notwendigen physischen Voraussetzungen mit Kieser Training, denn ein intakter und kräftiger Bewegungsapparat macht Sport zur Freude und mindert die Verletzungsrisiken.

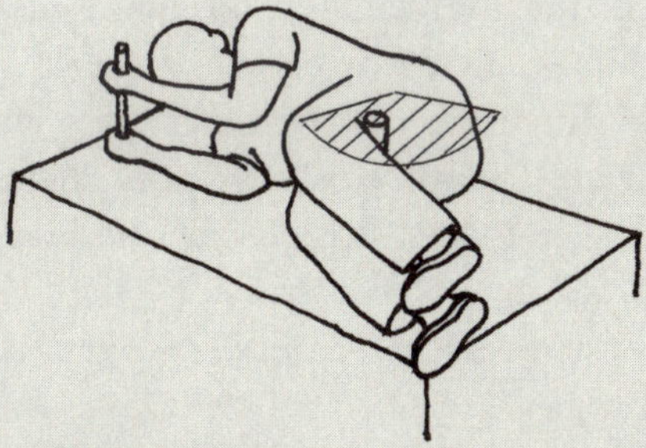

Abb. 4 An der »Hip extension«-Maschine wird der ganze Sektor gleichmäßig trainiert und die Beweglichkeit erhöht.

»Wellness« – zu schön, um wahr zu sein

Sich wohlfühlen – wer möchte das nicht. Dass dies nicht ohne beträchtlichen Aufwand vonstatten gehen kann, ist ein Zeichen der Zeit. Ging man früher einfach zügig spazieren, heißt das heute »Walking« – mit entsprechender Ausrüstung und Ausbildung, versteht sich. »Entspannung« ist also offenbar angesagt. Ein wesentlicher Faktor bei dem Ruf nach sich »Wohlfühlen« oder gar »die Seele baumeln lassen« ist jedoch der »Stress«, dem wir angeblich ausgesetzt sind. Stress legitimiert damit zum Nichtstun.

Der aus der Biologie stammende Begriff »Stress« bezeichnet biologische Systeme unter Anpassungsdruck. Er bezeichnet somit genau den Zustand, der während des Trainings herbeigeführt wird. Die Alltagssprache verwendet das Wort »Stress« jedoch anders, nämlich als Euphemismus für »Angst«. Die Angst, zu versagen und Anerkennung – öffentliche oder private – einzubüßen. Mit dieser eleganten Umbenennung werden einem ursächlich rein psychologischen und individuellen Problem äußere Gründe untergeschoben; die etwas peinliche Angst wird als Stress legitimiert durch die üblichen Klischees wie »zu wenig Zeit«, »zu viele Termine«, »muss alles alleine machen« und so weiter. Hier stellt sich einfach die Frage, was denn in solchen Fällen von »Gestressten« nottut: »abschalten« oder echten biologischen Stress erzeugen, beispielsweise durch Training.

Angst bewirkt Veränderungen im Organismus, die ihn auf körperliche Anstrengung vorbereiten: Angriff oder Flucht. Diese Bereitstellung ist nicht ganz harmlos. Es werden Hormone freigesetzt (Katecholamine), die sehr viel Sauerstoff benötigen. Wird dieser Sauerstoff nicht durch erhöhte körperliche Aktivität geliefert, wird er den Muskeln – insbesondere dem Herzmuskel – entzogen. Dies kann unschwer als Hinweis darauf gedeutet werden, dass körperliche Anstrengungen eher geeignet sind, psychische Spannungen zu »löschen«, als passive Maßnahmen. Die Entspannung folgt der Anspannung dann von selbst, wie das Ausatmen dem Einatmen.

Die Illusion, die der Begriff Wellness nährt, ergibt sich aus seinen Konnotationen. »Erholung«, »ausspannen«, »baden«, »genießen«, »essen« (natürlich »Vollwertkost«) sind ausnahmslos Tätigkeiten auf der Parasympathikus-Seite und somit genau das Gegenteil von Training. Wellness erscheint daher als eine »vernünftige« Form von Körpertraining, bei der man sich überhaupt nicht anstrengen muss, die aber über einen enormen »Spaßfaktor« verfügt. Wer es glaubt, mag dabei selig werden, aber sicherlich nicht fit. Denn einen Trainingsreiz auslösen – ob nun für den Kreislauf oder die Skelettmuskulatur – ist und bleibt eine nicht angenehme Anstrengung, gegen die sich der Körper erst mal wehrt. Folgte man tatsächlich dem oft gehörten, etwas esoterisch gefärbten Rat, »auf die Weisheit des Körpers zu hören«, würden wir jede Form von Training unterlassen und – wie es die meisten im Alltag ja auch halten – eben die Rolltreppe oder den Aufzug anstelle der Treppe nutzen.

Je weiter fortgeschritten der Trainingszustand ist, umso härter wird das Training, wenn damit noch weitere Steigerungen erzielt werden sollen. Nach dem letzten »Meilenstein«, wenn es um die Ausschöpfung des genetischen Potenzials bis zur Grenze geht, ist es die Hölle. Glücklicherweise ist dies – von den Ausnahmen im Spitzensport abgesehen – weder notwendig noch sinnvoll. Die Perspektive zeigt aber, dass Training eben »Stress«, wenngleich körperlich notwendiger, bedeutet.

»Meine Rückenbeschwerden sind psychosomatisch«

Na und? Was soll daran Besonderes sein? Sind es deshalb keine Beschwerden? Oder sind es eher eine Art feinere, vornehmere Schmerzen? In der Tat: Unsere Kultur besitzt einen masochistischen Hang zum Leiden – oder besser zur Selbsterhöhung durch Leiden. (Die treffendste mir bekannte literarische Darstellung dieses Sachverhalts findet man im *Zauberberg* von Thomas Mann.) Nun ist es ja selten der Patient selber, der diese »Diagnose« der Psychosomatik stellt, sondern der Arzt. Nachdem der große Eimer für alle nichtverstandenen Beschwerden des Bewegungsapparates, genannt »Rheuma«, langsam voll wurde, öffnete sich ein neuer, mit dem Namen »Psychogen«. Das Wort klärt zwar nichts, tönt aber gut; jedenfalls besser als Bewegungsmuffel oder Jammertüte. Die Messungen zeigen stets das Eine: Die Muskeln sind schwach, unabhängig ob »somatisch« oder »psychosomatisch«, also unabhängig davon, ob die Ursache im tatsächlich körperlichen oder eher seelischen Bereich liegt. Und Schmerz ist allemal Schmerz, woher er auch immer rühren mag. Wenn er nämlich weg ist, kümmert es den Patienten nicht mehr, woher er kam und ob seine Schmerzfreiheit nun »psychogen« oder was immer ist. Sein Problem ist gelöst.

Ihrer Kuriosität wegen sei noch eine weitere, in den Siebzigerjahren populär gewordene »Diagnose« aufgeführt, die lautet, dass Rückenschmerzen »gesellschaftlich« bedingt seien, das heißt das Resultat der »krankmachenden« gesellschaftlichen Verhältnisse. Doch ist zu bedenken, dass diese implizite Aufforderung zum Sturz der Gesellschaftsordnung den diagnostischen Erwartungshorizont des Rückenpatienten mit Sicherheit überschreitet.

»Ergonomische« oder bequeme Stühle?

Das Rückenproblem hat eine Industrie ins Leben gerufen, die es früher gar nicht gab: rückengerechte Möbel. Es werden mittlerweile Stühle angeboten, die, wollen wir den Prospekten glauben, wahre Heil-, ja Wundermittel sind. »Dieser Sessel entspannt Ihre Rückenmuskulatur und trainiert sie.« Ja, was jetzt? Das eine schließt nämlich das andere aus.

Das Wort »Ergonomie« verleiht den Sitzmöbeln eine wissenschaftliche Aura. Das erleichtert den Verkauf in einer Gesellschaft von Individuen, deren Großteil das Denken an Spezialisten delegiert. Ergonomie ist ein Teilgebiet der Arbeitswissenschaft und befasst sich mit der Optimierung von Arbeitsabläufen und der Ökonomisierung der physiologischen Prozesse des arbeitenden Menschen; alles im Sinne einer Erhöhung der Produktion. Das alles hat dort durchaus seinen Sinn.

Geht es nun aber darum, das Sitzen zu analysieren, muss das Problem etwas tiefer gefasst werden. Der Gesäßmuskel ist nicht als Polster gedacht. Sich daraufzusetzen ist nur uns eingefallen – keinem anderen Tier. Wenn jemand beim Gehen stürzt, wollen wir spontan helfen. Wenn der Sitzende mit seinem Stuhl kippt oder wenn der Stuhl versagt, indem er einbricht – wird erst mal gelacht. (Man denke an die unzähligen Slapsticks mit diesem Thema.) Warum finden wir das komisch? Vielleicht empfinden wir intuitiv, dass es unphysiologisch ist, sich auf den Steiß zu setzen. Der Stuhl ist eine Zumutung. Wir muten ihm zu, uns zu tragen. Wenn er sich verweigert, werden wir in unsere Natur zurückgeworfen. Denn die Hocke ist die angemessene Sitzweise; ein gefaltetes Stehen. Stehen, hocken, liegen. Das Hangeln wäre vor ein paar Millionen Jahren noch dazugekommen. Aber dazu sind wir ohne Training nicht mehr fähig.

Wenn wir lange liegen oder sitzen, bildet sich die Muskulatur zurück. Ergonomie hin oder her. Sollen wir deshalb nicht sitzen oder liegen? Doch. Wir sollen es uns bequem machen. Die Muskeln brauchen Ruhe und sie brauchen Widerstand – doch alles zu seiner Zeit und nicht gleichzeitig. Beim Rücken entwickelt sich leicht – bedingt durch den aufrechten Gang und einseitige körperliche Aktivitäten – ein Ungleichgewicht der Muskulatur, die so genannte intermuskuläre Dysbalance. Muskeln arbeiten grundsätzlich nicht einzeln, sondern in »Schlingen«. Wenn Sie einen Klimmzug vollführen (oder versuchen), arbeiten Ihr Bizeps und der große Rückenmuskel in einer solchen Schlinge. Wenn Sie gehen oder laufen, bilden die Oberschenkelmuskeln, die Gesäßmuskeln und die Muskeln der Wirbelsäule eine Schlinge. Die Kraft dieser drei Muskelgruppen ist aufeinander abgestimmt. Wird sowohl durch mangelnde Beanspruchung wie durch einseitige Beanspruchung dieses Kräfteverhältnis verändert, reagiert das System leider falsch: Der Bewegungsmodus des Individuums ändert sich im Sinne einer Schonung des schwächsten Gliedes in der Schlinge, indem die stärkeren Muskeln mehr beansprucht werden und der schwache Muskel geschont wird. Beim Rücken ist es die Muskulatur der Lendenwirbelsäule, die durch Nichtgebrauch rasch geschwächt wird und die Haltearbeit des Oberkörpers dem sehr viel stärkeren Gesäßmuskel überlässt. Die Folge sind chronische Rückenschmerzen, die unbewusst noch mehr Schonung bewirken. Damit setzt die Abwärtsspirale eines sich stetig verschlechternden Trainingszustandes ein, die möglicherweise erst im Rollstuhl oder mit der Rückenoperation ihren Stillstand findet.

Vor diesem Hintergrund erübrigt sich der Versuch, dem Stuhl, der ja der Entlastung der Muskeln und nicht deren Training dient, eine Trainingsfunktion einzubauen. Die Aussage »Dieser Stuhl trainiert Ihre Rückenmuskeln« entspricht in ihrer Logik etwa der Aufforderung, im Trockenen zu schwimmen. Wenn Ihre Rückenmuskeln stark sind, spielt es keine Rolle, worauf Sie sitzen. Wenn sie schwach sind, werden sie mit Ergonomie nicht stärker.

»Wer trainiert, lebt länger«

Diese Hypothese konnte bis heute nicht bestätigt werden. Weder für das Training der Skelettmuskulatur noch für das Training des Herzens und des Kreislaufs konnte bisher ein lebensverlängernder Nachweis erbracht werden. Was aber durch seine Unmittelbarkeit eindeutig ist und daher keines

»Beweises« bedarf, ist die Tatsache, dass man mit einem gut funktionierenden Körper besser lebt.

Den Nachweis für die lebensverlängernde Wirkung des Trainings zu erbringen wäre selbst bei einem positiven Ergebnis einer Langzeitstudie schwierig, weil es sich bei denen, die trainieren, um eine Auslese von genetisch determinierten »Langlebigen« handeln könnte. Oder anders ausgedrückt: Die Neigung zum Training könnte mit der Veranlagung zu langem Leben einhergehen. Das lange Leben wäre dann nicht die Folge, sondern die Ursache des Trainings.

Die Biologen sind sich aber selbst über das Problem der Langlebigkeit, also der »Lebensuhr«, uneins. Die einen sind der Ansicht, dass wir das Leben lediglich verkürzen – mit keiner Maßnahme jedoch über das genetisch bestimmte Alter hinaus verlängern können. Eine der Möglichkeiten, das Leben zu verkürzen, bestünde im Energiehaushalt. Je mehr Energie ein Organismus verbraucht, umso früher stirbt er. Dies würde somit gegen eine Verausgabung beispielsweise durch Sport sprechen. Die anderen Biologen gehen davon aus, dass die Erneuerungsprozesse beeinflussbar sind und damit die Abbauprozesse kompensiert werden können. Auf ihrem gegenwärtigen Stand bietet uns die Wissenschaft offensichtlich leider noch keine definitive Antwort auf diese Fragen.

Unser Bewegungsapparat hat einen Zweck

Anders als die Pflanzen, die sozusagen mit dem Magen in der Nahrung stecken und von außen befruchtet werden, müssen sich animalische Wesen zur Nahrung wie zum Geschlechtspartner hinbewegen. Dies ist der Hauptzweck unseres Bewegungsapparates.

Obwohl wir uns dessen kaum bewusst sind: Wir bewegen uns kraft unserer Kraft. Ohne die Kraft unserer Muskeln rühren wir uns nicht von der Stelle. Dies entspräche dem Zustand der Lähmung. Ob wir gehen, stehen, uns erheben oder hinsetzen – stets sind es die Muskeln, die die Arbeit leisten. Die inneren Organe – Herz, Lunge, Nieren, Leber und so weiter – sind lediglich die »Lieferanten« oder »Diener« unserer Muskeln. Um diese Organe in Gang zu bringen, ist zuerst die Kraft der Muskeln gefordert.

In ihrem Vollzug gesehen erscheinen uns Bewegungen komplex. Denken Sie an das Beispiel eines Kunstturners oder Balletttänzers. In der genauen Bewegungsanalyse jedoch zeigt sich das Prinzip, nach dem unser Bewegungsapparat funktioniert, als erstaunlich simpel, nämlich wie das Steuerruder eines Schiffes oder eines Flugzeuges: Zug und Gegenzug. Wenn sich der eine Muskel zusammenzieht, bewegt er einen Knochen in einem Gelenk. Gleich-

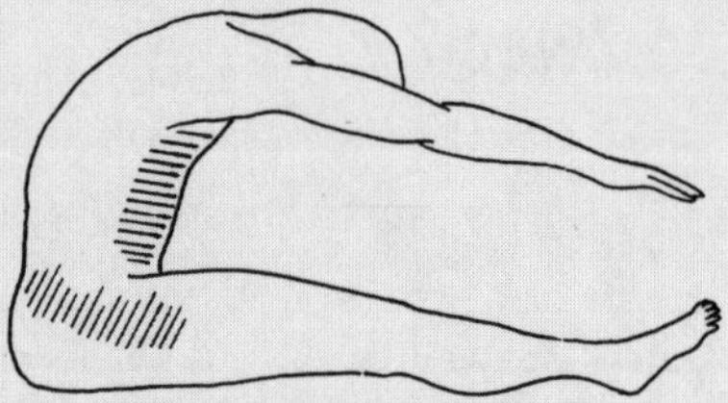

Abb. 5 Beugen und Strecken – wenn sich die eine Muskelgruppe zusammenzieht, wird die andere gedehnt. Unser Bewegungsapparat funktioniert wie das Steuerruder eines Schiffes: Zug und Gegenzug.

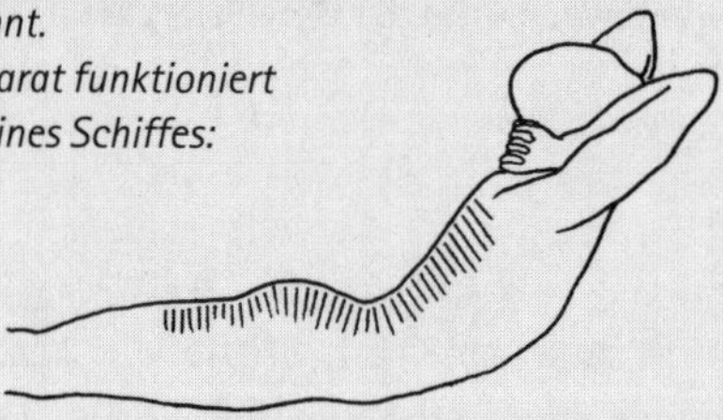

zeitig bewirkt er damit die Dehnung seines Gegenspielers oder »Antagonisten«, wie es im Fachjargon heißt.

Kontraktion und Dehnung hängen unmittelbar zusammen. Die vollständige Kontraktion eines Muskels ist gleichzeitig das Maß der sinnvollen Dehnung seines Antagonisten; ein Maß, das nicht überschritten werden sollte. Das Dehnen durch Kontraktion des Antagonisten ist die perfekte »Dehnungsübung«.

Die Komplexität, aber auch die Eleganz von Bewegungsvollzügen ergibt sich aus der Gleichzeitigkeit der Aktivität der

Muskeln mehrerer Gelenke und der Feinabstimmung des Kraftaufwandes durch das Zentralnervensystem. Wissenschaftler sprechen hier von »Muskelschlingen« und meinen damit das Zusammenwirken jener Muskeln, die bei einem Bewegungsvollzug maßgeblich beteiligt sind.

Der Stoff, aus dem wir sind

Wir, wie alle heute existierenden Lebewesen, sind das Ergebnis einer über vier Milliarden Jahre dauernden Entwicklung vom Einzeller bis zu den Säugetieren, der Gruppe, der auch wir angehören. Die Vielfalt in der Natur ergibt sich durch »Fehler« bei der Übertragung des Genoms, das heißt, sie ist zufällig. Überlebt haben nicht die »Tüchtigen«, wie das oft falsch interpretiert wird, sondern die zufällig Angepassten. Das Wort »Fitness« stammt übrigens aus der Evolutionslehre von Darwin (1809–1882) und bedeutet »Angemessenheit« oder »Tauglichkeit«, also die Eignung, unter den herrschenden Umweltbedingungen zu überleben und sich zu reproduzieren.

Die kleinste Einheit unseres Körpers ist die Zelle. Durch ihre teildurchlässige Wand nimmt sie auf, was sie braucht, und befördert hinaus, was sie loswerden will. Dies ist ein faszinierender Mechanismus, der über den Wasserhaushalt im Körper funktioniert. Im Urmeer war die Flüssigkeit um die Zelle herum unbegrenzt. Unsere Körperzellen jedoch leben in einer Umgebung, deren Flüssigkeitsgehalt laufend erneuert werden muss, weil sie sich ansonsten schnell in eine tödliche Brühe verwandeln würde. Ermöglicht wird die Aufrechterhaltung einer solchen Organisation durch spezialisierte Organe, gebildet aus spezialisierten Zellen. Die Zellmassen werden als Gewebe bezeichnet. Die unterschiedlichen Gewebearten sind alle voneinander abhängig. Ihre Zusammenarbeit ermöglicht erst das Leben.

Man unterscheidet sechs Gewebearten: Epithelgewebe, Bindegewebe, Muskeln, Knochen, Nerven und Blut.

1. **Epithelgewebe:** Dieses Gewebe begrenzt in mehrschichtigen Zelllagen Körperoberflächen oder Innenflächen von Hohlräumen. Seine Funktion besteht im Schutz des darunterliegenden Gewebes, der Aufnahme von Druck und der Sekretion (beispielsweise die Haut).

2. **Bindegewebe:** Es schützt und stützt und durchdringt den ganzen Körper. Es besteht zum Hauptanteil aus den unelastischen Kollagenfasern. Die elastischen Anteile überwiegen nur dort, wo es starker Verformung ausgesetzt ist. Bei Verletzungen tritt Bindegewebe als Reparaturstoff auf. Die Natur tut hier oftmals des Guten zu viel, indem unnötige Mengen von Bindegewebe angehäuft werden, beispielsweise bei der Narbenbildung. Starke Bindegewebebildung nach Verletzungen kann sogar zu Bewegungseinschränkungen führen.
Bänder verbinden Knochen miteinander. Sie sind ähnlich aufgebaut wie die Sehnen, haben jedoch einen höheren Anteil an elastischen Fasern, insbesondere jene, die an der Rückseite der Wirbelsäule befestigt sind.
Knorpel dienen dem Auffangen von Druck oder Schlägen. Knorpel findet sich aufgrund seiner elastischen Eigenschaften überall dort, wo eine Verformung möglich sein muss, beispielsweise am Nasenbein, dem unteren Teil des Brustbeines (Atembewegung) oder an der Ohrmuschel. An sei-

nen Enden geht der Knochen in Knorpel über, die Bandscheiben sind Knorpel, das Nasenbein endet in einer Knorpelspitze.
Sehnen übertragen die Muskelkräfte auf die Knochen und werden daher auf Zug belastet. Sie bestehen hauptsächlich aus unelastischem Bindegewebe. Ihr Querschnitt zeigt meist eine runde Form. Die Sehnen der Bauchmuskeln sind jedoch flach und breit.

3. **Muskeln:** Muskelfasern werden in drei Gruppen unterteilt: glatte, unwillkürliche Muskelfasern, beispielsweise für die Verdauungstätigkeit, quer gestreifte, willkürliche für die Bewegungen des Skeletts, und die Herzmuskelfasern, die zwar auch quer gestreift, dem Willen jedoch nicht zugänglich sind. Die Muskulatur insgesamt besteht hauptsächlich aus *willkürlichen* Muskelfasern, was bedeutet, dass sie prinzipiell unserem Willen zugänglich sind. Als Organ betrachtet enthalten sie jedoch einen beträchtlichen Anteil an Bindegewebe, Blutgefäßen und Nerven.

4. **Knochen:** Sie sind das härteste Stützgewebe. Die Knochen verdanken ihre Stabilität einem bestimmten Anteil an Salzen. Ein salzfreier, »entkalkter« Knochen wird biegsam. Unterernährung, Vitaminmangel oder hormonelle Störungen können eine Knochenerweichung verursachen, wie dies beispielsweise bei der Rachitis zu sehen ist. Die Knochen leben, mit Krafttraining werden sie stärker, ein Mangel an Widerstand dagegen schwächt sie.

5. **Nerven:** Das Nervensystem dient der körperinternen Kommunikation und Koordination. Stromkabeln vergleichbar durchziehen die Nerven unseren Körper in unterschiedlicher

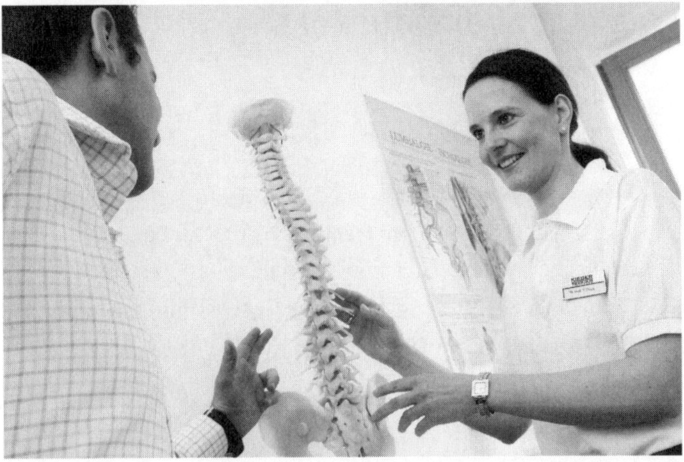

Dichte. Die Leitungsgeschwindigkeit ist im Vergleich zum Stromkabel nicht allzu beeindruckend: 0,5 bis 2 Meter pro Sekunde. Erstaunlich hingegen ist die Anzahl der Zellen. Allein unsere graue Hirnsubstanz wird auf etwa 150 Milliarden Zellen geschätzt. Der kleinste Gewebebestandteil des Nervensystems heißt Neuron. Die kleinste Funktionseinheit wird »Reflexbogen« genannt.

6. **Blut:** Als Vehikel von Sauerstoff, Kohlensäure, Nährstoffen, Vitaminen, Hormonen und Abbaustoffen erfüllt das Blut eine Vielzahl unterschiedlichster Funktionen. Unsere Blutmenge liegt bei etwa fünf Litern. Verluste ab zwei Liter bedeuten daher Lebensgefahr.

Was macht ein Muskel?

Er zieht sich zusammen. Mehr kann er nicht. Dadurch bewegt er Knochen in einem oder gleich mehreren Gelenken. Soll der Knochen in die Gegenrichtung bewegt werden, tritt der »Gegenspieler« (Antagonist) in Aktion und zieht in die Gegenrichtung.

Als »Ursprung« des Muskels bezeichnet man die Stelle, wo der Muskel an dem normalerweise weniger beweglichen Knochen befestigt ist. Der »Ansatz« entspricht der Stelle am beweglicheren Skelettteil, wo der Muskel eben ansetzt. Man spricht von ein-, zwei- oder mehrgelenkigen Muskeln und drückt damit aus, wie viele Gelenke der Muskel überzieht und damit bewegt. Muskeln können je nach Bewegungskontext, in dem sie gerade mitwirken, die Rolle des »Mitspielers« – des Synergisten – oder eben des Gegenspielers – des Antagonisten – übernehmen.

Der »Befehl« an die Muskeln, sich zusammenzuziehen, geht vom Gehirn aus und läuft über das Rückgrat bis zur sogenannten motorischen Endplatte. Der Impuls kann willkürlich erfolgen, aber auch unwillkürlich, wie beim Dehnungsreflex. Diesen Reflex testet der Arzt, wenn er Ihnen mit dem Gummihämmerchen unterhalb des Knies auf die Sehne klopft.

Woher aber bezieht der Muskel seine Energie, wenn er sich zusammenzieht? Eine Substanz mit dem Namen »Adenosintriphosphat« (ATP) lagert im Muskel, sie ist bereit zur sofortigen Energiefreisetzung. Der Vorrat ist jedoch begrenzt. ATP besteht aus drei Phosphatgruppen. Während der Muskelarbeit spaltet sich eine der drei Gruppen ab und es entsteht Adenosindiphosphat (ADP). Eine weitere, energiereiche Verbindung im Muskel, das Kreatinphosphat, zerfällt während der Muskelarbeit, das heißt, es wird eine Phosphatgruppe freigesetzt. Diese verbindet sich mit dem ADP und daraus ergibt sich wiederum ATP – die Muskelarbeit kann fortgeführt werden. Nach etwa 20 Sekunden Muskelarbeit wird jedoch eine neue, weitaus größere Energiequelle herbeigezogen: das Glykogen. Sein Abbau setzt Energie frei. Diese Energie wird wiederum zur Rückbildung von ATP und von Kreatinphosphat benutzt. Beim Krafttraining sind daher vor allem ATP und Kreatinphosphat von Bedeutung.

Je länger der Muskel arbeitet, umso mehr wird dazu auch Sauerstoff benötigt. Geliefert wird er durch die Kapillaren des Muskels. Wird eine Muskelarbeit vorwiegend ohne Sauerstoff bewältigt, spricht man von *anaerober* Arbeit. Erfolgt sie mit starkem Sauerstoffverbrauch, wird sie als *aerob* bezeichnet.

Unsere Muskelfasern arbeiten nach dem »Alles-oder-nichts-Gesetz«. Eine Faser *zieht* sich zusammen oder sie zieht sich *nicht* zusammen. Sie kennt keine halben Sachen. Vom Zentralnervensystem werden stets nur so viele Fasern aufgerufen, wie zur Erreichung der Spannungshöhe nötig sind. Die anderen »untätigen« Fasern werden »mitgeschleppt«, ohne das Geringste zur Arbeit beizutragen. Dauert die Arbeit jedoch an, ermüden die belasteten Fasern, fallen aus und werden durch bisher untätige Fasern in ihrer Arbeit abgelöst. Schließlich ermüden auch diese und werden ebenfalls ersetzt. Dies entspricht einer Art Stafettenlauf, der jedoch im Kreis geht, so dass die Läufer, beziehungsweise Fasern, die zuerst »starten«, den Stab wieder zugesteckt bekommen und sich erneut zusammenziehen müssen. Dieser Kreis dreht sich weiter und weiter. Ist der zu überwindende Widerstand sehr gering, kann die Arbeit theoretisch unbeschränkt weitergeführt werden, weil sich die Fasern zwischen den Einsätzen laufend erholen. Ab einer bestimmten Spannungshöhe kommen jedoch so viele Fasern *gleichzeitig* zum Einsatz, dass für eine länger dauernde Arbeit zu wenige Fasern für die Ablösung verbleiben. Es entsteht nach kurzer Zeit ein Ungleichgewicht zwischen Ausfall und Nachschub. Der Einsatz wird von Mal zu Mal kürzer, die Fasern kommen immer unvollständiger erholt zum Einsatz. In der Folge »dreht« sich der Einschaltkreis immer schneller, das Nervensystem sucht »verzweifelt« nach frischen Fasern, bis schließlich der Muskel versagt. An diesem Punkt angelangt, ist keine Bewegung mehr möglich.

Erst in den letzten Sekunden vor dem vollständigen Versagen des Muskels erfolgt der Zugriff auf *Reservefasern*. Ist dieser erfolgt, löst dies den Mechanismus des Kraftwachstums aus: Die zugezogenen Reservefasern werden in aktive umgewandelt. Reservefasern sind jene Fasern, die im Muskel angelegt sind, aber nicht genutzt werden. Sie enthalten nur geringe Mengen an energiereicher Substanz und sind dementsprechend dünn. Werden sie nun zur Arbeit herbeigezogen, reagieren sie in der Folge mit Dickenwachstum und gehören nun auch zum Kreis der »aktiven« Fasern. Aus diesem Sachverhalt leiten sich drei Prämissen von Kieser Training ab:

- Die Höhe des Widerstands ist ausschlaggebend dafür, ob ein Trainingseffekt erzielt wird. Es besteht eine Bandbreite, innerhalb derer die Reizschwelle überschritten werden kann. Ist der Widerstand zu gering, kann die Arbeit von den vorhandenen aktiven Fasern bewältigt werden; eine Rekrutierung von Reservefasern findet nicht statt und damit auch kein Trainingseffekt. Ist anderseits der Widerstand zu hoch, tritt die Ermüdung zu früh ein, dem Rekrutierungszyklus bleibt so zu wenig Zeit, um vollständig in Gang zu kommen. Spannungshöhe und Spannungsdauer sind voneinander abhängig, wie beispielsweise Verschlusszeit und Blendenöffnung in der Fotografie.

- Die ersten 20 bis 40 Sekunden einer Übung stellen keinen Trainingsreiz dar, sondern sind das »Aufwärmen« für den Einzelmuskel; sie schaffen eine günstige Situation für einen Trainingsreiz, indem sie möglichst viele der vorhandenen aktiven Fasern herbeiziehen. Erst in den letzten Sekunden, wenn alle verfügbaren Fasern erschöpft sind, werden Reservefasern beigezogen und in der Folge ein Trainingseffekt erzielt.

- Für die Erhaltung der erworbenen Kraft muss die Übung nicht mehr bis zum Versagen der involvierten Muskeln ausgeführt werden. Die Praxis hat gezeigt, dass die Kraft erhalten bleibt, wenn mit etwa zwei Drittel der maximal möglichen Übungszeit gearbeitet wird.

Beim Trainingseffekt handelt es sich somit stets um eine Zunahme der aktiven Fasern auf Kosten der Reservefasern. Sind alle Reservefasern in aktive Fasern umgewandelt, ist das genetische Kraftzuwachspotenzial ausgeschöpft.

Muskeln arbeiten im Verbund

Indem er sich zusammenzieht, bewegt der Muskel Knochen um eine oder mehrere Gelenkachsen. Bewegungen, die in einer geraden Zielrichtung verlaufen, kommen durch gegenläufige Drehung in zwei Gelenken zustande. Wenn Sie sich beispielsweise aus der Hockposition erheben, dreht sich der Oberschenkelknochen im Hüftgelenk gegen den Uhrzeigersinn, das Schienbein im Kniegelenk im Uhrzeigersinn. Die beteiligten Muskeln, der Gesäßmuskel und der Oberschenkelmuskel, bilden damit eine so genannte Muskelschlinge, also eine Muskelgruppe, die bei einem bestimmten Bewegungskontext zusammenarbeitet. Dieses Prinzip gilt für den gesamten Bewegungsapparat, der als geschlossenes System von Abhängigkeiten funktioniert.

Das hat den Vorteil, dass die Arbeit ökonomisch aufgeteilt wird, aber den Nachteil, dass Muskeln, die geschwächt sind – aus welchem Grund auch immer –, von den anderen entlastet werden, indem diese deren Funktion übernehmen. Damit wird der geschwächte Muskel noch schwächer. Das ist der Grund, warum isolierte Ein-Gelenkübungen notwendig sind, um das natürliche Kräfteverhältnis wiederherzustellen.

Die Kraftkurve

Während seiner Verkürzung verändert sich die Kraft eines Muskels laufend. So hat jede Gelenkfunktion die ihr eigene, im Vergleich mit den anderen Gelenken unterschiedliche Kraftkurve. Diese Unterschiede haben mechanische und anatomische Gründe. Vergleichbar einem Gummiband ist der Muskel in der gedehnten Position am stärksten, verliert aber mit der Verkürzung während der Kontraktion laufend an Kraft.

Eine Übung bringt hauptsächlich in jenem Gelenkwinkel einen Kraftzuwachs, in welchem der Muskel überschwellig belastet wird. Dies bedeutet, dass jeder tätige Mensch allein durch seine alltägliche Beschäftigung eine veränderte, »unechte« Kraftkurve aufweist. Ihr Verlauf ist dementsprechend so unterschiedlich wie die Belastungsanforderungen, denen man ausgesetzt ist.

Die Schwächen des Muskels – und damit die Zuwachsreserven – befinden sich überwiegend in der Schlussphase der Kontraktion. Der Grund liegt darin, dass fast alle trainingswirksamen Belastungen in Beruf und Sport diesen Bereich kaum belasten.

Die Kraftkurven eines Menschen sagen aus, wo seine Schwächen liegen. Wer seine Kraftkurven »bereinigt«, bringt seinen Bewegungsapparat in Ordnung. Das ist die erste Etappe nach dem Einstieg ins Kieser Training.

TEIL II

Training und Therapie überlagern sich

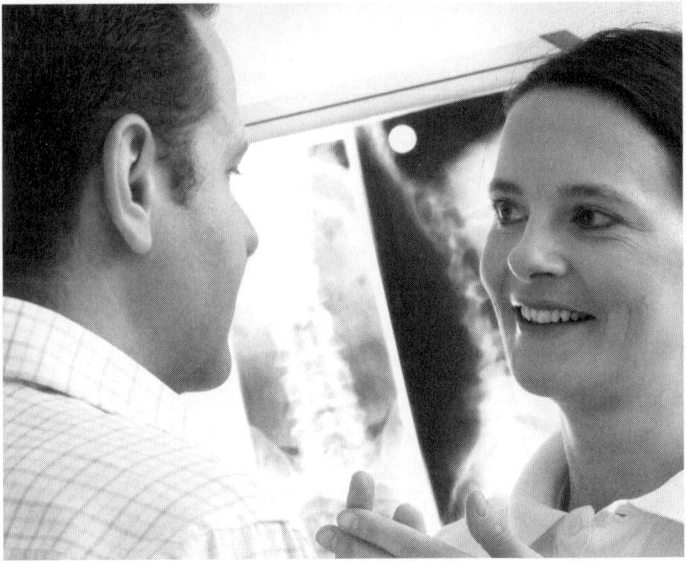

Warum gibt es einen Trainingseffekt?

Offenbar haben in der Evolution jene Wesen überlebt, die zufällig die Eigenschaft der sogenannten Superkompensation aufwiesen. Eine Maschine oder ein Werkzeug nutzt sich einfach ab, bis zur Unbrauchbarkeit. Unser Körper aber reagiert anders.

Ein gutes Beispiel für die besonderen Eigenschaften des menschlichen Körpers ist das Blut. Es ist sicherlich sinnvoll, Blut zu spenden. Aber zwischen den Blutentnahmen muss eine ausreichende Zeitspanne liegen, in der neues Blut gebildet wird. Wären diese Intervalle zu kurz, würde der Organismus schwächer und schwächer bis zum Tod. Gesetzt der Fall, dass Ihnen zu viel Blut auf einmal entnommen würde, würde dies eine Superkompensation in Ihrem Körper auslösen: Es würde in den folgenden Tagen zu viel Blut produziert, was ja auch nicht sinnvoll ist, so dass in mehreren kleineren Entnahmen das ursprüngliche Produktionstempo wiederhergestellt werden müsste. Diese Reaktion auf Eingriffe in das biologische System nennen die Wissenschaftler auch »überschießende« Reaktion. Der Wiederherstellungsprozess macht nicht halt, wenn der vorherige Status erreicht ist. Ein verheilter Knochenbruch zeigt im Röntgenbild dieselbe Reaktion: Die verheilte Bruchstelle ist dicker als der übrige Knochen. Offenbar reagiert die Natur präventiv durch einen Anbau von Substanz.

Trainingseffekte basieren offensichtlich auf dieser Anpassungsreaktion. Ein bestimmter »Verschleiß« ist notwendig, damit eine Reaktion erfolgt. Nur – dieser Verschleiß muss sehr kurzfristig erfolgen und ein bestimmtes Maß überschreiten, damit der Organismus mit einer Superkompensation reagiert. Eine »schleichende« Abnützung löst diesen Effekt nicht aus, sondern das Gegenteil: Die allmähliche Erosion der Substanz beziehungsweise der Kräfte.

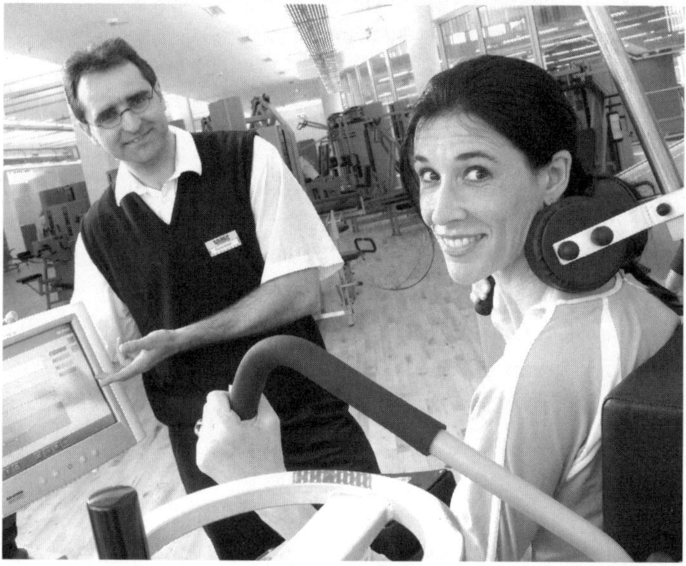

Es ist somit die Dosis, die über Erfolg und Misserfolg entscheidet. Da bis vor wenigen Jahren das Krafttraining fast ausschließlich dem Sport diente und daher mehrheitlich von »Gesunden« angewandt wurde, wurde diesem Gedanken wenig Aufmerksamkeit zuteil. Und dort, wo dieses Problem doch mal thematisiert wurde, fand man den Konsens in der verbreiteten, aber etwas dümmlichen Regel: Je mehr, desto besser. Eine differenziertere Betrachtungsweise drängte sich erst bei der therapeutischen Anwendung und der damit verbundenen Protokollierung auf. Der Medikament-Charakter des Trainings wurde offensichtlich: Zu wenig nützt nichts, zu viel schadet. Die Bandbreite erwies sich erheblich schmaler als angenommen.

Chronisches Übertraining – im Sport eine häufige Erscheinung – schwächt das Immunsystem. Deshalb ist zweimaliges Kieser Training pro Woche mehr als ausreichend. Die Kraft entwickelt sich nicht beim Training, sondern danach.

Der indirekte Effekt

Ab und zu werde ich gefragt: Kann man denn mit zehn Übungen alle Muskeln trainieren? Die Antwort lautet: Ja, wenn man erstens die richtigen Übungen auswählt und, zweitens, die Übungen wirklich bis zum Versagen der involvierten Muskeln ausführt. Dann kommt nämlich der »indirekte Effekt« zum Tragen.

Diejenigen Prozesse, die verursachen, dass ein Muskel nach dem Training mit Kraftwachstum reagiert, betreffen nicht nur den einen Muskel, der direkt dem Spannungsreiz ausgesetzt war, sondern den ganzen Körper. Die Hormone, deren Ausschüttung durch das Training ausgelöst wird, erreichen den ganzen Körper. Selbst wenn Sie ausschließlich Ihre Beine und Ihre Gesäßmuskeln trainieren, werden auch Ihre Arme stärker. Interessanterweise ist der Effekt umgekehrt jedoch viel geringer, weil die Arme eine wesentlich kleinere Muskelmasse darstellen als die Bein- und Gesäßmuskeln. Denn, je größer die Muskelmasse, die trainiert wird, umso größer der Ausbreitungseffekt. Dies ist einer der Gründe, warum Sie das Training mit den großen Muskeln – den Beinen und den Hüften – beginnen sollen. Diese Muskeln haben die stärksten Auswirkungen auf alle anderen Muskeln, den sogenannten indirekten Effekt.

Eine Analogie veranschaulicht diesen Sachverhalt. Wenn Sie die Unterarme oder die Waden trainieren, wird dies weder auf Ihren Puls noch auf Ihren Atemrhythmus Einfluss nehmen. Wenn Sie aber mit derselben Intensität Ihre gesamte Beinmuskulatur trainieren, werden Sie ein rasches Ansteigen Ihres Pulses und Ihrer Atemfrequenz feststellen. Dies geschieht, weil erst ab einem bestimmten Energieumsatz das Herz-Kreislauf-System »angeworfen« wird. Gleiches gilt für den Hormonhaushalt: Damit ausreichend Wachstumshormone bereitgestellt werden, muss eine »kritische Masse« überschritten werden, das bedeutet, der trainierte Muskel muss eine gewisse Größe oder Masse besitzen.

Zu beachten ist jedoch, dass der indirekte Effekt einen zügigen Trainingsstil erfordert. Das bedeutet kurze Pausen zwischen den Übungen, also ein Trainingsprogramm, das aus wenigen Übungen besteht, damit die Intensität aufrechterhalten werden kann. Die Trainingsdauer sollte maximal vierzig Minuten betragen, denn nach dieser Zeit etwa sinkt der Adrenalinspiegel rasch ab. Diese Erfahrung machen viele Menschen: Man trifft einen Bekannten beim Training, freut sich und schwatzt für ein paar Minuten. Danach stellt man mit Verwunderung fest, dass die »Trainingsstimmung« weg ist. Der Körper hat wieder in den Schongang geschaltet.

Die Therapie

Mit der Erfindung der Lumbar-Extension-Maschine löste Arthur Jones ein Problem, das die Messung der Kräfte in der Wirbelsäulenmuskulatur bis dahin verhindert hatte.

Es war in den späten Achtzigerjahren. Die Schweiz war mittlerweile abgedeckt mit Kieser Training-Betrieben. Ich überlegte schon, mich in der zweiten Lebenshälfte vielleicht etwas anderem zuzuwenden; Pferde züchten war so ein leiser Wunschtraum, oder Kunst zu produzieren.

Eines Nachts, gegen ein Uhr, weckte mich ein Anruf von Arthur Jones, meinem langjähriger Mentor, Geschäftsfreund und Erfinder der Nautilus-Maschinen: »Wir (Arthur sprach von sich stets im Plural) haben das Rückenproblem gelöst. Komm rüber, ich zeige dir, wie.« Wenn Jones eine Idee hatte, kümmerte er sich nicht um Banalitäten, wie etwa die kontinentale Zeitverschiebung. Nun ja, wenn es der Sache dient, warum nicht? Ich hatte nie Rückenprobleme und wusste nicht, dass es epidemische Ausmaße anzunehmen begann. Zwar wusste ich, dass viele, die bei mir trainierten, ihre Rückenschmerzen losgeworden sind. Doch war dies nie Ziel des Trainings gewesen; ich erfuhr es stets im Nachhinein. In seinem Testraum in Florida angelangt, spannte mich Jones in ein Monstrum einer mich recht unheimlich anmutenden Maschine. Während er an der Spindel drehte, die meinen Oberschenkelknochen in die Gelenkpfanne des Beckens drückte, was nicht angenehm war, fragte ich mich, ob ihm der Verkauf seiner Firma Nautilus nicht allzu gut bekommen sei und er darob möglicherweise verrückt geworden sei. Doch dann spürte ich eine Muskulatur an meiner Wirbelsäule, die ich – während zwanzig Jahren Trainings – noch nie wahrgenommen hatte: die Rückenstrecker und die Muskeln zwischen den Dorn- und Querfortsätzen meiner Wirbelsäule, die autochthone Rückenmuskulatur. Ich kam zum Schluss: Jones ist nicht verrückt, sondern genial. Denn genau diese Muskeln erreichte bislang kein einziges krankengymnastisches Verfahren, weil die wichtigste – wenngleich nicht ausreichende Bedingung – die vollständige Fixation des Beckens war. Jones hatte dieses Problem mit seiner neuen Maschine gelöst.

Meine Frau – Ärztin von Beruf – und ich ließen uns an der Universität von Florida in der Handhabung dieses neuen Maschinentypus ausbilden und eröffneten die erste Praxis für Medizinische Kräftigungstherapie Europas in Zürich.

Mit Jones' Maschine (die heute auch in Deutschland produziert wird) war es erstmals möglich, die Kräfte der Lumbalextensoren (Rückenstrecker) zu messen. Schon mit den ersten Messungen an der Universität von Florida wurden die bisherigen Daten über die Kräfte der Rückenmuskeln zu Makulatur. Die Forschungsergebnisse zeigten, dass bis etwa 80 Prozent der chronischen Rückenbeschwerden nach 12 bis 18 Trainings mit dieser Maschine verschwunden oder aber signifikant zurückgegangen waren.

Der Erfolg der Praxis meiner Frau war durchschlagend: Das Fernsehen berichtete, die Presse schrieb und die Fachwelt –

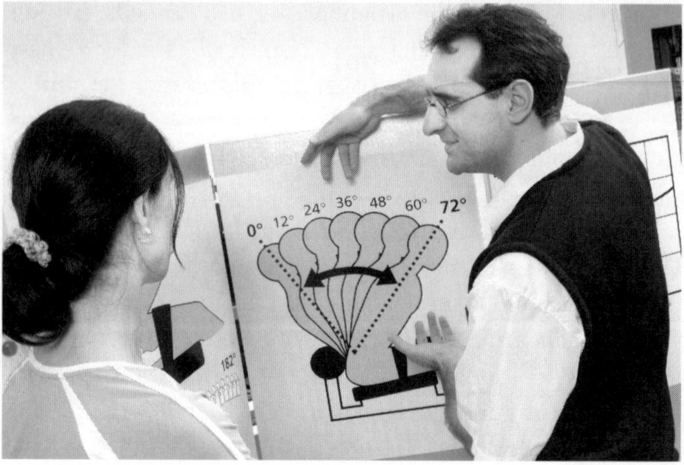

schwieg. Wir schrieben Informationsveranstaltungen aus für Ärzte. Niemand kam. Wir schrieben Informationsveranstaltungen aus für Patienten; dann kamen auch die Ärzte.

Die sozioökonomische Situation ist einfach. Alle Jahre wieder – meist im Frühling und im Herbst – kommen die Lumbago-Patienten in die Arztpraxen; ein wiederkehrender, budgetierbarer und daher angenehmer Posten auf der Einnahmenseite. Mit Spritzen, Fangopackungen, Bädern und Massagen wird das Leiden gemildert, seine Ursache, die Muskelschwäche jedoch, bleibt unverändert oder verschlechtert sich gar. Die solchermaßen therapierten, also gekräftigten Patienten sind aber für alle Zeiten eliminiert vom »Rückenmarkt«. Wen wundert es, wenn die von diesem Zielgruppenverlust Betroffenen nicht begeistert sind von dem Verfahren?

Die erstaunliche Synergie

Die Praxis meiner Frau lag zwar im selben Haus wie mein Kieser Training-Betrieb, war aber räumlich völlig getrennt, und eine Verbindung war nicht beabsichtigt. Dann beobachteten wir, dass viele der nunmehr schmerzbefreiten Patienten den Wunsch äußerten, weitertrainieren zu dürfen, da es ihnen »so guttut«. Diese Patienten hatten die richtige Intuition. Denn das Training, also die Therapie zu beenden, wenn die Schmerzen weg sind, ist zwar üblich, aber nicht nachhaltig. In Wirklichkeit ist die Schmerzfreiheit nur eine Zwischenstufe. Ist sie erreicht, gilt es, eine Kraftreserve aufzubauen, und zwar in allen Muskeln. Den Rücken, repräsentativ für den Zustand des ganzen Bewegungsapparates, spüren wir eben zuerst. Die übrigen Gelenke folgen später.

So fanden sich zunehmend ehemalige Patienten meiner Frau im Kieser Training; glücklich darüber, nicht nur keine Rückenprobleme mehr zu haben, sondern sich überhaupt so gut »wie noch nie« zu fühlen. Wir erkannten, dass dies alles eigentlich zusammengehört, die Therapie wie die Prävention, also das weitere Training zur Erhaltung des Therapiegewinnes und zum Aufbau einer allgemeinen Kraftreserve. Angesichts dieses Potenzials an Nutzen, besonders im Hinblick auf das Rückenproblem, erarbeiteten wir ein integrales Kieser Training-Konzept und entschlossen uns zu expandieren, erst in Deutschland, dann in anderen Ländern. Von 1995 bis 2002 eröffneten über hundert Kieser Training-Betriebe mit einer Therapieabteilung in Deutschland.

Bringen Sie Ihren Körper ins Lot

Sicher haben Sie schon von »muskulären Dysbalancen« als Ursache von Beschwerden gehört oder gelesen. Die Bezeichnung könnte den Eindruck erwecken, dass es sich hier um eine Krankheit oder einen krankhaften Zustand handle. Dem ist nicht so, obwohl Dysbalancen oft die Ursache von Beschwerden sind. Dieses Ungleichgewicht der Kräfte ist eine natürliche Anpassung an unsere Alltagsbelastung, die immer einseitig ist. Es kann mit Kieser Training leicht behoben werden.

Von Natur aus sind die Kräfte unserer Muskeln harmonisch aufeinander abgestimmt. Das Kraftverhältnis beispielsweise von Bizeps und Trizeps, den Beugern und Streckern der Unterarme, entspricht einander. Wenn Sie jedoch in Ihrem Alltag, bei der Arbeit oder mit Ihrer Sportart vorwiegend den Bizeps fordern, wird er sich entwickeln; der Trizeps aber nicht. Je stärker Ihr Bizeps wird, umso größer das Ungleichgewicht, die »Dysbalance«. Trainierte Muskeln haben eine höhere Ruhespannung, das bedeutet, dass der Bizeps auch in der Ruhestellung verkürzt bleibt, weil kein entsprechender Zug durch den Trizeps auf der Gegenseite vorliegt. Bei Schwerarbeitern ist deshalb oft zu beobachten, dass ihre Unterarme auch in Ruhestellung leicht angewinkelt bleiben. Dieser Sachverhalt trifft im Prinzip für alle Muskeln zu: Agonist und Antagonist stehen in einem Kräfteverhältnis, das durch Alltagsbelastung verändert wird. Das damit erzeugte Ungleichgewicht ist oft die Ursache späterer, mehr oder weniger schmerzhafter Probleme unseres Bewegungsapparates.

In der Fachsprache heißt die eben beschriebene Dysbalance »antagonistische« Dysbalance. Es gibt aber auch eine synergistische Dysbalance, beispielsweise bei den chronischen Rückenproblemen. Da Muskeln stets in »Schlingen« oder »Ketten«, also im Verbund miteinander arbeiten, kommt es vor, dass einzelne Glieder in der Schlinge schwach werden oder die anderen Muskeln stärker werden, weil sie eben stärker beansprucht werden. Die Ursachen synergistischer Dysbalancen sind vielfältig: Sport, körperliche Arbeit, ungünstige Haltung beim Arbeiten sind häufig die Ursache. Augenfällig ist die Situation bei Rückenpatienten. Die Gesäßmuskeln – die stärksten Muskeln des menschlichen Körpers – neigen dazu, die Muskeln im Kreuz, die Rückenstrecker, zu entlasten. Damit werden diese schwächer und das Ungleichgewicht in dieser Schlinge größer. Eine synergistische Dysbalance kann dadurch behoben werden, dass der schwache Muskel unter Ausschluss seiner Synergisten, also isoliert, auftrainiert wird, bis das Verhältnis wieder stimmt.

Ein wenig anders sieht es bei der Rückenmuskulatur aus. Physiotherapeuten glaubten lange Zeit, dass die schwache Bauchmuskulatur eine Ursache der Rückenschmerzen sei. Dass dem jedoch nicht so ist, stellte man fest, nachdem die Instrumente zur Messung der Kraft der Rückenstrecker und zu derem isolierten Training erfunden waren. Es zeigte sich, dass diese Muskeln ein hohes Zuwachspotenzial haben, im Gegensatz zu den Bauchmuskeln, deren geringe Trainierbarkeit darauf hinweist, dass sie schon einen relativ hohen

Grad an Trainiertheit aufweisen. Diese Erfahrung werden Sie selber machen, wenn Sie im Kieser Training an den Maschinen F2 (Bauch) und F3 (Rücken) trainieren.

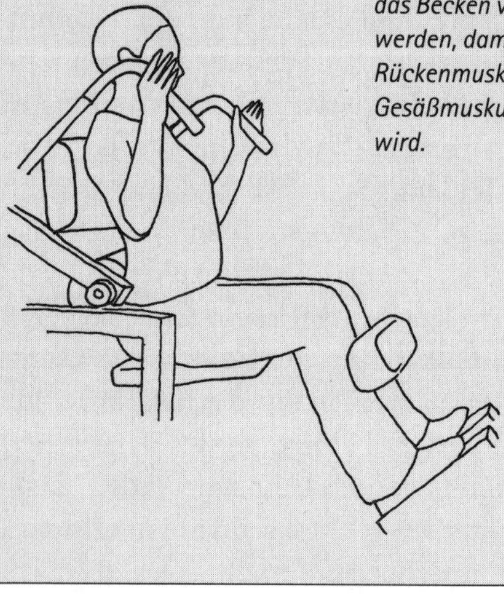

Abb. 6 Bei der synergistischen Dysbalance – häufigste Ursache von Kreuzschmerzen – muss das Becken vollständig fixiert werden, damit die untere Rückenmuskulatur nicht von der Gesäßmuskulatur »entlastet« wird.

Diese Erfindung deckte noch eine dritte Variante von Dysbalancen auf, deren Auswirkungen erst ansatzweise erforscht sind, nämlich das Ungleichgewicht der Kräfte des Muskels in den verschiedenen Gelenkwinkeln. Je nach Gelenkwinkel kommen unterschiedliche Bereiche des Muskels zum Einsatz. Wenn wir beispielsweise die Kraft der Rückenstrecker über 72 Grad aufzeichnen, erhalten wir eine Linie (oder »Kurve«), die von der gedehnten bis zu kontrahierten Position ein Kraftverhältnis von 1,4 zu 1 aufweist. Wenn der

Muskel gedehnt ist – in diesem Fall bei nach vorne geneigtem Oberkörper –, ist er am stärksten; wenn er kontrahiert ist, in der Hohlkreuzposition, am schwächsten. Das ergibt ja auch Sinn, da in der aufrechten Position die geringsten Drehmomente auf die Wirbelsäule einwirken.

Wie kann man aber eine solche Dysbalance angehen? Es stehen im Prinzip nur zwei Möglichkeiten an: Die erste ist, dass Sie sich für drei Monate ins Bett legen. Danach sind Sie zwar sehr schwach, denn die Muskeln haben sich zurückgebildet, aber sie »stimmen« wieder. Denn das Ungleichgewicht entstand ja durch einen – wenngleich unbeabsichtigten – »Trainingseffekt«, hervorgerufen durch Anstrengungen in Beruf oder Freizeit. Eine bessere Idee ist jedoch die zweite Möglichkeit, nämlich die Muskeln zu trainieren – und zwar alle. Nicht nur jene, die zu schwach sind. Denn die Schwachen holen schnell auf, weil ihr Zuwachspotenzial entsprechend ihrer Schwäche groß ist. Die schon »trainierten« stärkeren Muskeln haben ein entsprechend geringeres Zuwachspotenzial. Je mehr sich im Trainingsprozess die Muskelkräfte der so genannten Grenzkraft, das heißt der genetisch festgelegten Grenze nähern, desto mehr kommt das Verhältnis wieder ins Gleichgewicht.

Eine von Physiotherapeuten oftmals erhobene Forderung, Dysbalancen genau zu lokalisieren und spezifisch anzugehen, ist bis heute mangels verlässlicher Methoden und Daten nicht realisierbar. Aber es ist auch gar nicht nötig, da der Ausgleich mit zunehmendem Trainingsfortschritt automatisch erfolgt. Manchmal ist die Therapie eben einfacher als die Diagnose.

Die Kraft muss gesteuert werden

Die Aussage »Kraft ist nicht alles ...« hat durchaus ihre Berechtigung, muss aber ergänzt werden mit: »... aber ohne Kraft ist alles nichts.« Die Steuerung der Muskelkraft setzt deren Vorhandensein voraus, ersetzt sie aber nicht. Doch verhält es sich wie beim Motorfahrzeug: Viel Kraft zu steuern ist sicherer und vergnüglicher, als in der Sorge zu leben, ob sie wohl noch ausreicht.

Während Sie sich bewegen, wird der dazu notwendige Krafteinsatz vom zentralen Nervensystem gesteuert. Zweck dieser Steuerung ist die Ökonomie des Energiehaushalts des Körpers: so wenig Aufwand wie möglich; so viel wie gerade nötig. Der Unterschied zwischen einem fortgeschrittenen Skifahrer und einem Anfänger besteht nicht etwa ausschließlich in einer besseren Kondition – also Kraft, Ausdauer und Beweglichkeit – des Fortgeschrittenen. Das kann zwar sein, ist aber nicht relevant. Der ausschlaggebende Unterschied besteht darin, dass der Fortgeschrittene durch Übung gelernt hat, seine muskulären Einsätze so zu steuern, dass der Energieverbrauch minimal ist. Die »Eleganz« von Bewegungsvollzügen resultiert aus deren »Säuberung«, aus der Reduktion auf das unmittelbar Notwendige.

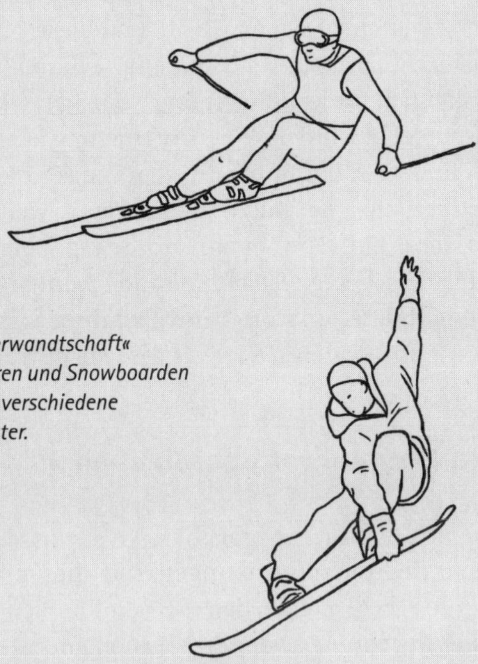

Abb. 7 Die »Verwandtschaft« täuscht: Skifahren und Snowboarden erfordern völlig verschiedene Bewegungsmuster.

Wie wir gehen und laufen, stehen, uns hinsetzen, all dies haben wir früh eingeübt. Das Gehen-Lernen bestand aus nichts anderem als unzähligen Versuchen, das Umfallen zu verhindern. Irgendwann hatten wir das Muster »drin« und vergaßen die Mühen, die vorausgingen.

Einmal erlernte Bewegungsvollzüge halten auch bei Nichtgebrauch lange vor. Wer mit zwölf Jahren gelernt hat, Fahrrad zu fahren, wird es auch in fünfzig Jahren noch können, ohne in dieser Zeitspanne auch nur einmal auf einem Fahrrad gesessen zu haben. Doch sind diese offensichtlich unauslöschlich in unser Hirn eingravierten »Bahnen« ausschließlich für jene Bewegungsvollzüge nutzbar, mit denen sie eingeübt wurden. Eine Übertragung auf andere Tätigkeiten findet nicht statt. Wenn ich mir das Können zum Snowboarden aneigne, nützt es mir wenig, wenn ich ein guter Skifahrer bin. Obwohl die Kernbewegungen überall dieselben sind, ist deren Synchronisation beim Snowboarden eine völlig andere, und die beim Skifahren eingeübten Bewegungsmuster stören eher, als dass sie nützen.

Kraft kommt vor Koordination

Ein Rekonvaleszent braucht nach mehrwöchiger Bettruhe keine Koordinationsübungen, wie dies mangels Einsicht oder Möglichkeiten in den meisten Kliniken noch geschieht. (Eine Ausnahme bilden hier Patienten mit neurologischen Leiden.) Das Dringlichste ist die Wiederherstellung der Kraft, die vorher da war. Gehübungen sind in diesem Stadium ein unsinniger Aufwand, wenn der aktuelle Schwächezustand nicht ein bleibender ist, das heißt, wenn zu erwarten ist, dass sich der Patient wieder vollkommen erholt. Mit schwachen Muskeln zu gehen erfordert natürlich ein aufwendiges Einüben neuer Bewegungsmuster, die jedoch keinen Sinn mehr haben, wenn die Kraft wieder da ist. Der Patient oder Rekonvaleszent sollte deshalb so früh wie nur möglich – auch im Krankenbett – mit Kräftigungsübungen beginnen. Ist die Kraft einmal wieder da, schreitet er davon, als ob nichts gewesen wäre.

Jedem Bewegungsmuster liegen bestimmte Kraftverhältnisse zugrunde. Die Art, wie ich mich bewege, meine Haltung, ja selbst meine Mimik ist das sichtbare Resultat meiner Kraftverhältnisse. Verliere ich jedoch nur *geringfügig* an Kraft, treten ebenso *geringfügige*, dem geschulten Auge aber sichtbare Veränderungen meines Bewegungsverhaltens auf. Verliere ich dagegen viel Kraft, treten *beträchtliche* und für jeden *offensichtliche* Störungen auf.

Die Steuerung der Bewegungen richtet sich grundsätzlich nach der Kraft, nicht umgekehrt. Keine Bewegungsschulung stellt die Kraft wieder her, im Gegenteil. Je mehr ich lerne, mit der Schwäche »umzugehen«, umso weniger besteht die Notwendigkeit, sie anzugehen und kräftiger zu werden; sie wird unauffälliger, ich hinke geschickter – aber ich hinke – und habe das Ungleichgewicht, die muskuläre Dysbalance, gleichsam »legalisiert«.

Dieser Aspekt ist von besonderer Bedeutung bei der erhöhten Sturzgefahr älterer Menschen. Diese resultiert nämlich nicht, wie meistens angenommen, aus einem Verlust des Gleichgewichtsgefühls. Die Ursache ist in den meisten Fällen der Kraftverlust der Fußmuskulatur. Deshalb haben Gleichgewichtsübungen hier wenig Sinn. Kieser Training hat die ersten Maschinen für die Supination und Pronation des Fußes entwickelt. Damit ist auch zur Lösung dieses, nach dem Rücken zweitgrößten Problems, ein Beitrag geleistet.

Wie die Muskeln, so die Knochen

Lange glaubte die Wissenschaft, dass die Knochendichte im Alter abnimmt. Heute weiß man, dass es die Knochenmasse ist, die schwindet. Die im Alter beobachtete erhöhte Bruchgefahr beruht nicht auf Knochendichteschwund, sondern schlicht auf zu dünnen Knochen. Die Aufnahme von Kalziumtabletten und Milch trägt allein nichts bei zur Kräftigung der Knochen, wenn nicht trainiert wird. Muskeln und Knochen bilden physiologisch und funktionell eine Einheit.

Den Astronauten schwinden im All nicht nur die Muskeln, wenn sie zu lange »oben« bleiben. Ohne den Widerstand der Erdanziehung fehlt auch den Knochen jener Reiz, der sie erhält. Denn der in der öffentlichen Diskussion stereotyp beklagte »Bewegungsmangel« trifft das Problem nicht: Es fehlt nicht an Bewegung, sondern an Widerstand. Bewegung als solche hat keinen Trainingseffekt, allein der Widerstand, genauer gesagt die Höhe der Muskelanspannung und die Anspannungsdauer sind entscheidend dafür, ob ein Trainingseffekt stattfindet oder nicht. Der »Wert« einer Bewegung liegt im Widerstand, dem sie sich entgegensetzt.

In Deutschland leidet jede dritte Frau nach der Menopause unter Knochenschwund (Osteoporose). Die Kräftigung der Muskeln und damit der Knochen ist das einzige nichtpharmazeutische Mittel dagegen. Die Muskelanspannung beim Training wird ja via Sehne direkt auf den Knochen übertragen. Der Knochen reagiert wie der Muskel, wenngleich etwas langsamer: Er erhöht seine Masse.

Abb. 8 Die mittelalterliche Metapher der »Hexe« entspricht dem Krankheitsbild der Osteoporose: der »Buckel«, spitze Nase und spitzes Kinn.

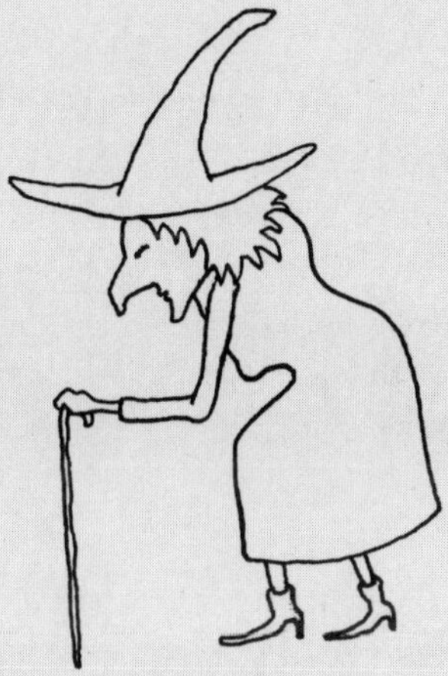

Kaum wurde die Diskussion um das Osteoporoseproblem öffentlich, tauchten auch schon die diffusesten Empfehlungen zur Prävention und Therapie auf. Natürlich »viel« Bewegung, am besten Ausdauertraining. »Normales« Ausdauertraining ist generell sinnvoll, trägt aber nichts zum Knochen-/Muskelwachstum bei; *umfangreiches* Ausdauertraining jedoch (wie langes Laufen und Radfahren) führt zu Katabolie, also Knochen- und Muskelschwund. Wie sinnvoll die medikamentöse Behandlung mit Hormonpräparaten ist, kann laut Aussage von Fachleuten noch nicht abschließend beurteilt werden, da noch Resultate aus Langzeitstudien fehlen. Es ist aber logisch, dass medikamentöse Behandlung (Kalzium, Vitamin D, Hormone) langfristig am meisten Erfolg verspricht, wenn gleichzeitig trainiert wird.

Genießen Sie Ihr Doppelleben, statt über Stress zu klagen

Unser Dasein spielt sich in zwei sich abwechselnden Phasen ab. Obwohl dieser Sachverhalt nicht nur in anderen Kulturen – vor allem Indien und China – seit alters her bekannt ist, sondern auch in der modernen westlichen Medizin, werden für den Alltag kaum praktische Konsequenzen gezogen.

Ihr Körper pendelt zwischen zwei vom Zentralnervensystem gesteuerten Phasen: dem Sympathikus und dem Parasympathikus. Es handelt sich hier um ein Erbe der Evolution, das ungeachtet unserer modernen Lebensweise und Zeitplanung unbeeinträchtigt wirksam ist. Die Sympathikus-Phase ist Ausdruck ungeheurer Energieverschwendung und rücksichtslosem Verschleiß von Gewebe. Der ganze Körper ist auf Angriff, Kampf oder Flucht eingestellt. Das Blut bewegt sich verstärkt in der Peripherie, den Muskeln und der Haut.

Das gegenteilige Bild zeigt uns die Parasympathikus-Phase: Ruhe, Energiezufuhr und Gewebeerneuerung; Schlaf und Erholung. Das Blut befindet sich mehr im Zentrum des Körpers, der mit Verdauung und Wiederherstellung beschäftigt ist.

Wichtig zu wissen ist dabei, dass Ihr Körper nicht beides gleichzeitig und vollwertig tun kann. Wird er dazu gezwungen, nimmt er längerfristig Schaden. Es ist dies ein Zustand, den man in der Umgangssprache mit »Stress« bezeichnet.

Die Phasenwechsel spielen sich weitgehend ohne unser Zutun, ja ohne unsere bewusste Wahrnehmung ab. In einem natürlichen Lebensrhythmus würde jede Phase von selbst durch die andere abgelöst. Von diesem Idealzustand sind wir jedoch weit entfernt.
Seinen Anforderungen dennoch nahe zu kommen ist auch mit unseren heutigen Lebensumständen möglich und vorteilhaft.

Es gibt vier Maßnahmen, die Ihnen helfen können, den Phasenwechsel zu harmonisieren:

♦ Sobald Sie erste Anzeichen von Ermüdung spüren – sei es bei der Arbeit oder in der Freizeit –, legen Sie sich hin oder funktionieren Sie Ihren Bürostuhl in einen Liegestuhl um, indem Sie die Füße auf den Schreibtisch legen. Versuchen Sie ein kleines »Nickerchen« zu machen. Zehn, ja selbst fünf Minuten reichen aus, um die Phasen zu wechseln. Sie werden mit neuen Kräften auftauchen; das »System« hat umgestellt. Lassen Sie sich nicht entmutigen, wenn Sie am Anfang nicht »abtauchen«. Mit der Zeit fällt es Ihnen leicht, loszulassen und in einen Kurzschlaf zu sinken.

♦ Wenn Sie jedoch beim Arbeiten oder Trainieren oder einer anderen Aktivität gerade gut im Fluss sind, sollten Sie die Aktivität »durchziehen«, und zwar ohne Pause, bis die

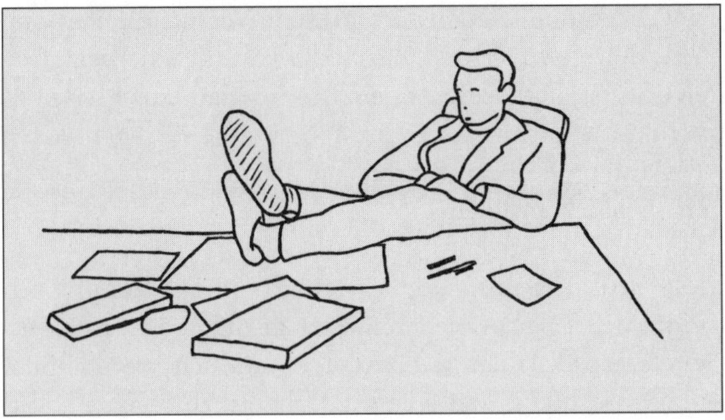

Abb. 9 Eine sinnvolle Angewohnheit: mehrmals am Tag ein Nickerchen von wenigen Minuten hilft beim Phasenwechsel.

ersten Zeichen der Ermüdung auftreten oder beim Training das Programm durchgearbeitet ist. Der hohe Adrenalinspiegel, der für intensive Aktivität und Kreativität erforderlich ist, hält nur etwa 40 Minuten vor. Danach sinkt er rasch ab. Diese Zeit muss genutzt werden. Die Aktivitätsphasen dürfen auch kürzer sein. Wichtig ist, dass sie nicht unterbrochen werden.

♦ Machen Sie sich mehrmals am Tag klar, in welcher Phase Sie sich gerade befinden. Ohne jeden Krampf und ohne in eine permanente »Nabelschau« zu verfallen. Eher beobachtend, so wie Sie beim Autofahren kurz auf den Motor hören oder die Veränderung der Drehzahl beobachten.

♦ Trinken Sie viel, viel Wasser. Vor, während und nach der Arbeit oder dem Training.

Es wurden und werden verschiedene Versuche unternommen, den gewünschten Zustand willkürlich herbeizuführen oder gar herbeizuzwingen. Die Sympathikus-Phase versucht man beispielsweise im Sport mit dem sogenannten »Einlaufen« herbeizuführen; die Parasympathikus-Phase mit »Schäfchenzählen«.

Hohe Muskelspannungen, wie sie das Kieser Training verlangt, stellen gleichsam den Endpunkt auf der Sympathikus-Seite einer Skala dar, während der Tiefschlaf jenen auf der Parasympathikus-Seite spiegelt. Dabei ist zu beachten, dass Umfang und Tiefe der Erholungsphase weitgehend durch die vorangegangene Arbeitsphase bestimmt sind. Hohe, kurzzeitige Anspannungen haben entsprechend deutliche Erholungsvorgänge zur Folge. Tiefe, wenn auch nur kurzzeitige Erholungsvorgänge leiten im Gegenzug zu hoher Leistungsbereitschaft über.

Machen Sie eine gute Figur

Der für die Architektur geprägte Leitsatz »form follows function« gilt auch für den Körper. Er ist Ausdruck der Funktionen, zu denen er fähig ist, und der Anforderungen, die Sie an ihn stellen. »Befiehl ihm, wenn du jung bist, sonst befiehlt er dir, wenn du alt bist«, sagte mir ein früherer Lehrer. Viel wird aufgewendet, um besser auszusehen. Von Kosmetika bis zum Maßanzug scheint nichts zu teuer, um dem Anspruch des guten Aussehens gerecht zu werden. Doch trifft dies alles nur die Oberfläche. Das in jeder Beziehung Maßgebende sitzt unter der Haut: die Muskeln und das Fett. Beide können wir beeinflussen. Was gerne vergessen wird: Aussehen und Gesundheit hängen eng, sehr eng zusammen.

Fett hat einen Sinn

Die Muskulatur gibt Ihrem Körper die Form; das Fett dient neben seiner Funktion als Nahrungsspeicher für Notzeiten einem weiteren Zweck: der Aufrechterhaltung der Körpertemperatur, also als Schutz vor Kälte oder Hitze. Wenn Sie grüne Augen und blonde oder gar rote Haare haben, stammen Ihre Vorfahren aus dem Norden. Ihr »Programm« der

Fettspeicherung sorgt dafür, dass überschüssige Nahrung in Form von Fett in den Nischen Ihrer Körperoberfläche gespeichert wird. Damit verändert sich die Relation von Körpervolumen und Körperoberfläche zugunsten des Volumens, es wird also mehr Wärme gespeichert als abgestrahlt.
Wenn Sie dunkle Haut und schwarze Augen haben, stammen Ihre Vorfahren aus dem Süden. Sie speichern das Fett weniger in Nischen als vielmehr an prominenter Stelle: Nabelgegend, Brust, Gesäß. Damit vergrößert sich die Oberfläche in Relation zum Volumen; Sie strahlen mehr Wärme ab, als Sie speichern. Das ist in warmen Klimaten sinnvoll. Die meisten Menschen sind jedoch eine Mischform dieser Extreme. Doch hat jeder sein genetisch festgelegtes Programm zur Fettspeicherung, das nicht verändert werden kann.

Das bedeutet, dass sich Fett lokal weder wegrubbeln, wegschütteln, wegkneten oder wegtrainieren lässt. Beinübungen reduzieren weder an den Beinen noch sonstwo Fett. Gleiches gilt für Bauchübungen. Richtig dosiert ist der einzige Effekt von Bein- bzw. Bauchübungen die Kräftigung der Beine oder des Bauches.

Es gibt tatsächlich keine Spezialübungen oder Spezialprogramme (»Fatburner«), um Fett abzubauen. Rein biologisch gesehen nimmt man nur dann ab, wenn der Körper weniger Kalorien aufnimmt, als er verbraucht. Nur dann werden Fettpolster mobilisiert und als Energiereserven gebraucht. Aber dies gilt eben nicht nur für das Fett: Wenn die Muskeln nicht intensiv gebraucht werden – und das ist der Normalfall –, wird auch das Muskelgewebe der Energiegewinnung zugeführt, das heißt, es wird abgebaut, und zwar in beträchtlichem Ausmaß: Bei zehn Kilogramm Gewichtsverlust (beispielsweise nach einer Diät) sind etwa sieben Kilogramm Muskeln zum Opfer gefallen. Kein Wunder, dass die Leute nach Fastenkuren schlechter aussehen als zuvor.

Überhaupt ist die Idee, Fett »abzutrainieren«, absurd. Training soll Aufbau – Muskeln und Knochen – stimulieren. Wenn Sie in Ihrer Wohnung eine Überschwemmung antreffen, werden Sie wohl zuerst den Hahn zudrehen, bevor Sie mit dem Ausschöpfen beginnen. Deshalb sollten Sie, wenn Sie abnehmen möchten, die Nahrungszufuhr reduzieren. Das »Ausschöpfen« erfolgt ja bei unserer Physiologie von selbst, indem wir Tag für Tag Kalorien verbrauchen, selbst wenn wir uns nicht rühren.

Um Fett loszuwerden gibt es einen Königsweg: Kieser Training, begleitet von kohlehydratarmer, eiweißreicher Ernährung und dem Trinken von viel mineralienarmem Wasser (siehe Kapitel »Speis und Trank«). Denn damit erzielen Sie gleich doppelte Wirkung. Erstens verhindert das Training, dass Muskeln abgebaut werden, und zwingt den Organismus, vermehrt die Fettreserven zu nutzen. Zweitens haben trainierte Muskeln die Eigenschaft, dass sie selbst im Schlaf erheblich mehr Kalorien verbrauchen als untrainierte. Drittens verursachen das Training und die entsprechende Ernährung eine Beschleunigung der Aufbauvorgänge über den Hormonhaushalt (Testosteron und andere) auf Kosten der Abbauvorgänge. Das Wasser dient als Vehikel und Beschleuniger dieser Stoffwechselprozesse.

Muskeln sehen anders aus

Kräftige Muskeln sind straffe Muskeln. »Ich möchte nur das Gewebe straffen; aber bitte keine Muskeln« – ein Wunsch, der besonders von Frauen oft an den Trainer herangetragen wird. Hier offenbart sich ein gleich mehrfaches Missverständnis.

Der Wassergehalt von Muskeln liegt bei etwa 60–70 Prozent. Mit dem Training nimmt der Wasseranteil in Form von Zellflüssigkeit zu. Dadurch erhöht sich der osmotische Druck in der Zelle, und der Muskel wird dicker und straffer. Unser Muskelgewebe verhält sich nicht anders als das Gewebe von Pflanzen: Wenn diese genügend Wasser aufnehmen, richten sie sich auf, das heißt, ihre Ruhespannung erhöht sich. Nimmt der Wassergehalt ab, schlaffen die Zellen ab. Ein erfahrener Masseur kann blind feststellen, ob ein Mensch trainiert ist oder nicht, indem er den Muskel mit der Hand auf seine Festigkeit prüft. Der trainierte Muskel fasst sich etwa wie Gummi an: Er ist elastisch, aber nicht schlaff. Der untrainierte Muskel hat etwas Teigartiges: Er ist einfach weich; ihm fehlt die federnde Elastizität, die den trainierten Muskel – eben durch den erhöhten Zelldruck – ausmacht.

Das Körpergewicht sagt wenig aus

Wenn Sie von einer Fastenkur mit fünf Kilo weniger zurückzukehren, bedeutet dies unter Umständen einen Misserfolg. Die Frage lautet nämlich: Was bin ich losgeworden? Fett oder Muskeln? Wenn Sie nicht trainiert, sondern lediglich gehungert haben, haben Sie mit großer Wahrscheinlichkeit fast vier Kilo Muskeln verloren. Im Spiegel werden Sie feststellen, dass Sie schlechter ausschauen als zuvor. Biologisch gesehen haben Sie nämlich ein schlechtes Geschäft gemacht: Sie haben zwar weniger Gewicht, aber auch erheblich weniger Kraft durch den Verlust an Muskelmasse. Pro Kilo Körpergewicht steht trotz Gewichtabnahme weniger Kraft zur Verfügung. Im Klartext: Das Fett bleibt, die Muskeln schwinden. Hätten Sie während der Fastenkur trainiert, wäre das Resultat umgekehrt ausgefallen. Sie hätten im Wesentlichen Fett verloren und die Muskeln bewahrt, da der Körper behält, was »gebraucht« wird, und der Energiegewinnung zuführt, was nicht dringend benötigt wird.

Was zählt, ist somit nicht primär das Körpergewicht, sondern seine Zusammensetzung. Um diesen Sachverhalt zu objektivieren, wurden verschiedene Methoden und Technologien entwickelt. Eine praktikable, wenngleich nicht ganz einfache, ist die oben geschilderte Impedanz-Messung. Auf dem Markt gibt es mittlerweile preisgünstige Badezimmerwaagen, mit denen dies möglich ist. Dabei wird über den elektrischen Hautwiderstand der Wassergehalt des Körpers berechnet und so der Magermasseanteil ermittelt. Dieser wird vom Gesamtgewicht subtrahiert; der Rest ist die Fettmenge des Körpers. So weit, so gut. Doch hat das Verfahren seine Tücken. Der Hautwiderstand variiert, je nach Tageszeit. Er wird beispielsweise von vorangegangenem Alkoholkonsum oder der Hautfeuchtigkeit beeinflusst (beispielsweise nach dem Duschen). Unter stets gleichen Bedingungen (etwa stets morgens vor dem Frühstück) kann damit jedoch die Veränderung der Körperzusammensetzung verfolgt werden. So

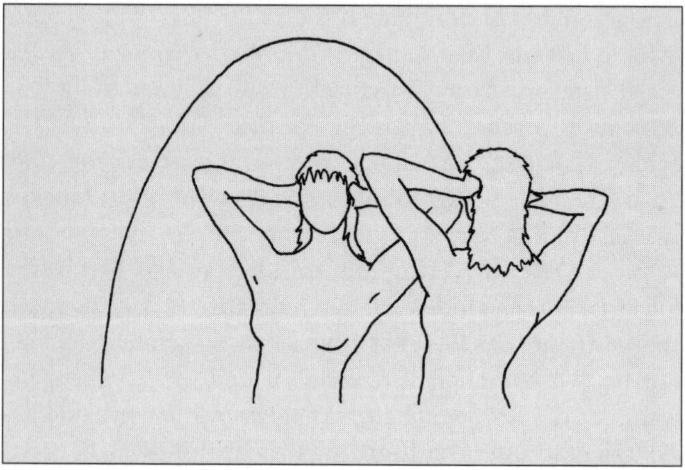

Abb. 10 Der Spiegel offenbart »Schwachstellen« besser als umständliche Messverfahren.

weit meine persönliche Erfahrung mit einer solchen »Waage« für den privaten Gebrauch.

Eindrücklicher vielleicht, obwohl nicht in Zahlen, zeigt mir der Spiegel, was sich verändert hat. So komplex die Veränderungen der Körperzusammensetzung technisch zu ermitteln sind, so einfach sind sie zu *sehen;* sie zeigen sich nämlich an der Oberfläche. Das Fett nistet in Nischen. Die »Form« folgt auch hier der »Funktion«. Wir kennen unsere »Schwachstellen«; sie nicht zu kennen wäre ein Versäumnis. Dieser kritische Blick in den Spiegel hat nichts mit Eitelkeit oder »Narzissmus« zu tun. Es gehört schlicht zur Qualitätskontrolle unseres wichtigsten Vehikels, des Körpers.

TEIL III

Besonderheiten von Kieser Training

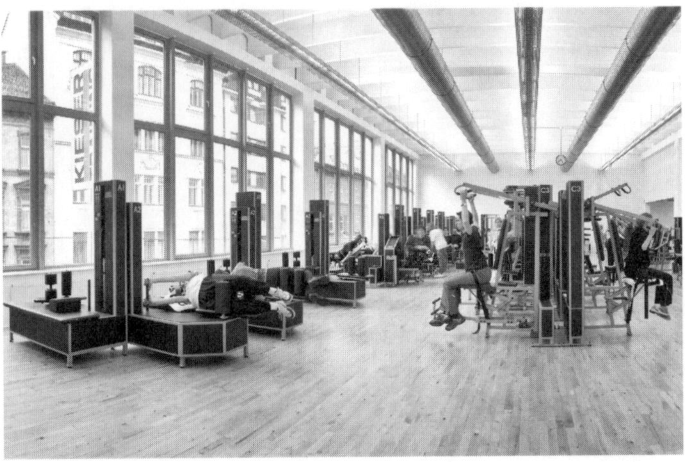

Warum es bei Kieser Training keine Hanteln mehr gibt

Die Hantel wurde dank ihrer eingängigen Form zu einer Art Symbol für Krafttraining. Auf die manchmal gestellte Frage »Haben Sie was gegen die Hantel?« kann ich nur antworten: »Nein.« (Schließlich habe ich zwanzig Jahre lang damit trainiert.) Genauso wenig wie ich etwas gegen Pferde habe, obwohl ich ein Auto fahre. Aber die Hantel ist technologisch überholt. Dass solche Veränderungen der Wahrnehmung der meisten – selbst den beruflich vom Thema betroffenen – Zeitgenossen entgehen, ist ein nicht unbekanntes Phänomen, das zum Beispiel in Falladas Roman *Der eiserne Gustav* seinen literarischen Niederschlag gefunden hat.

Die Scheibenhantel stellte gegenüber Freiübungen einen beträchtlichen Fortschritt dar, da sie eine Dosierung des Widerstandes ermöglichte. Doch war die Hantel ursprünglich nicht als Trainingsgerät gedacht, sondern als Requisit für Kraftdarbietungen auf dem Jahrmarkt oder im Zirkus, denn nur in der Form der Hantel ist es möglich, ein so hohes Gewicht zu heben. Als Trainingsgerät benutzt, besteht der Mangel der Hantel darin, dass sie geradlinigen Widerstand bietet, der Bewegungsapparat jedoch nur zu Drehbewegungen fähig ist. Dies bedeutet, dass bei allen Hantelübungen immer nur ein kleiner Ausschnitt der Bewegung –

ein Fünftel bis ein Viertel – einen Trainingseffekt erfährt. Dies führt zwangsläufig zu unausgewogenen Kraftverhältnissen und damit zu Problemen, insbesondere des Rückens. Wenn ein Bewegungsabschnitt unverhältnismäßig stark ist, bevorzugen wir diesen unbewusst und entwickeln Fehlhaltungen, da die Art und Weise, wie wir gehen, stehen und sitzen, den Kraftverhältnissen an unserem Bewegungsapparat entspricht. Sind die Kräfte unausgewogen, wird der Bewegungsapparat einseitig beansprucht und abgenutzt.

Anders als die Hantel stellt eine gut durchdachte Maschine eine Art »Außenskelett« dar, das dem Muskel den adäquaten Widerstand in jeder Gelenkposition bietet. Diese Trainingsart erfordert einen beträchtlichen technologischen Aufwand, da praktisch für jeden Muskel und jede Muskelgruppe eine spezielle Maschine notwendig ist (siehe Kapitel »Etwas Sport tut es doch auch«, S. 25 ff.).

Ein weiterer Vorzug der Maschine besteht darin, dass der Widerstand direkt angesetzt werden kann, ohne dass er durch dazwischen liegende Gelenke »gefiltert« wird. Ein anschauliches Beispiel dafür ist die »Pullover«-Maschine (C1). Bevor Arthur Jones 1972 diese Maschine erfand, wurde diese Übung mit einer Hantel in Rückenlage auf einer Bank ausgeführt (Abb. 11). Der trainingswirksame Bereich betrug, bedingt durch das Hebelgesetz, lediglich etwa 20 Grad von möglichen 210 Grad, also kaum zehn Prozent. Abgesehen davon bilden die zwischen dem Schultergelenk und der Hantel wirkenden Gelenke Schwachstellen, deren Muskeln möglicherweise vor der Zielmuskulatur, dem großen Rückenmuskel, ermüden und damit dessen Training verhindern.

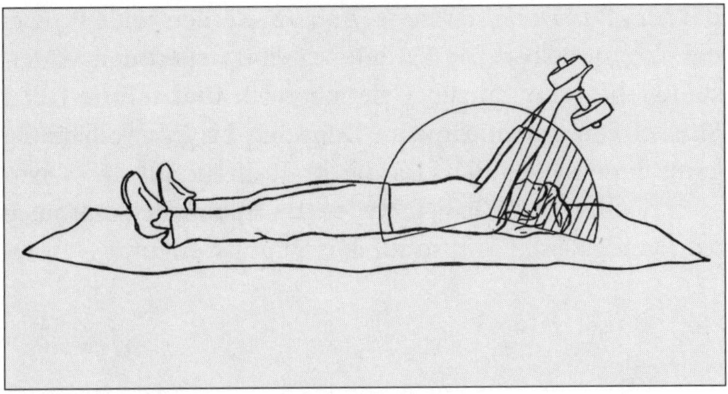

Abb. 11 Beim konventionellen Training des großen Rückenmuskels mit einer Kurzhantel limitiert die Instabilität des Ellbogen- und Handgelenks die Möglichkeiten. Auch wird, bedingt durch das Hebelgesetz, der Muskel nur in einem relativ geringen Ausschnitt des Gelenkspektrums trainiert.

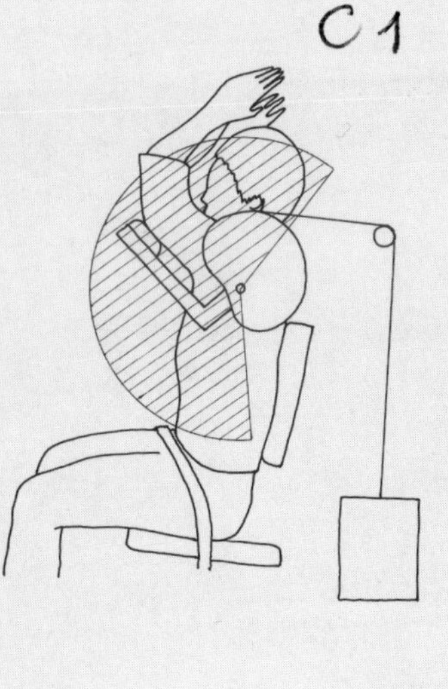

Abb. 12 Mit der »Pullover«-Maschine wurde es möglich, den großen Rückenmuskel direkt zu trainieren, indem der Widerstand nicht über Gelenke »gefiltert« wird, sondern direkt am Oberarmknochen ansetzt. Darüber hinaus sorgt die Kurvenscheibe dafür, dass der Muskel über das vollständige Gelenkspektrum trainiert wird. (Das ist auch der Grund, warum beim Kieser Training die Beweglichkeit automatisch zunimmt, ohne dass spezielle Dehnungsübungen durchgeführt werden.)

Bei der »Pullover«-Maschine (Abb. 12) werden beide Probleme elegant gelöst: Die Excenterscheibe steuert den Widerstand über den ganzen Gelenkbereich und trainiert den Muskel von der maximalen Dehnung bis zur vollständig kontrahierten Position. Da die Kraft direkt auf den Oberarmknochen trifft, haben weder das Ellbogengelenk noch das Handgelenk Einfluss auf den Übungsverlauf.

Auf das Werkzeug kommt es an: die Maschinen im Kieser Training

Anlässlich eines Fernsehinterviews wurde ich einmal gefragt, ob sich die Produkte der Hersteller von Trainingsgeräten denn überhaupt unterscheiden; Kraftmaschinen sähen doch alle gleich aus. Ich erwiderte daraufhin, dass es sehr wohl große Unterschiede gibt, verzichtete aber darauf, ausführlich auf das Thema einzugehen. Warum? Weil eine Problemlösung – jede technische Einrichtung löst ein Problem – nur dann verstanden werden kann, wenn das Problem bekannt ist. Wer keinen Schnee kennt, weiß nicht, wozu Skier gut sind. Aus diesem Grunde – so glaube ich jedenfalls – hätten mindestens 99 Prozent der Zuschauer nicht verstanden, was ich da erzähle, zumal mir dazu kaum zwei Minuten zur Verfügung standen.

Vorzüge von Kraftmaschinen

Als Kieser Training noch nicht den heutigen Bekanntheitsgrad hatte, war ich oft mit der Frage konfrontiert: »Kann man denn nicht ohne diese (›schrecklichen‹) Maschinen auskommen? Früher haben wir Liegestütz und Kniebeugen gemacht. Das war doch auch gut.« Das war es sicherlich. Auch eine Kutschenfahrt hat ihre Reize. Doch wenn es eilt, gibt es effizientere Transportmittel.

Die fünf wesentlichen Vorzüge von Maschinen gegenüber »freien« Gewichten oder Übungen mit dem eigenen Körpergewicht sind:

1. Der Belastungsverlauf (siehe Kraftkurve!) ist exakt berechnet und nicht zufällig. Der Muskel wird in allen Bereichen – von der vollständigen Dehnung bis zur kompletten Kontraktion – überschwellig belastet. Dies verhindert oder korrigiert unausgewogene Kräfte im Muskel selbst (siehe Kapitel »Bringen Sie Ihren Körper ins Lot«).

2. Der (zweidimensionale) Bewegungsverlauf ist durch die Maschine vorgegeben. »Falsche« Bewegungen sind (fast) nicht möglich; daher liegt das Verletzungsrisiko nahe bei null.

3. Die Isolation der arbeitenden Muskulatur ist durch Polster, Stützen und Widerlager gewährleistet. Damit wird verhindert, dass andere Muskeln »zu Hilfe« kommen. Auf diese Weise ist ein Querschnittsreiz des Zielmuskels möglich und dies, da nur dieser eine Muskel arbeitet, mit relativ geringem energetischem Aufwand.

4. Das Training an Maschinen stellt keinerlei Anforderungen an die Koordination. Es muss nichts »erlernt« werden. Der Trainierende arbeitet von Anfang an »produktiv«.

5. Der mit Maschinen erzielte Trainingsfortschritt ist reiner Kraftgewinn, nicht eine Mischung aus Kraft- und Koordinationsgewinn.

Dies gilt grundsätzlich für alle Kraftmaschinen. Die Fabrikate unterscheiden sich lediglich, aber maßgeblich darin, wie gut (oder schlecht) sie diese fünf Probleme lösen.

Reibung – ein teures Problem

Trainingsmaschinen lösen nicht nur Probleme; sie schaffen auch welche: technische Probleme, Platzprobleme, Investitionsprobleme, Ausbildungsprobleme, die alle letztlich als Kosten in einem Trainingszentrum zu Buche schlagen. Eines dieser technischen Probleme, das unmittelbar den Trainingserfolg betrifft, stellt die Reibung dar, die allen Trainingsmaschinen eigen ist.

Jeder Mensch kann, aus physiologischen Gründen, ein wesentlich höheres Gewicht senken als heben. Der Grund dafür ist, dass der Muskel bei seiner Kontraktion nicht nur den äußeren Widerstand des Gewichts, sondern zusätzlich den inneren Bremswiderstand aufgrund der Reibung im Muskel selbst überwinden muss. Dieselbe Reibung jedoch »hilft« beim Senken einer Last um den gleichen Betrag, wie sie das Heben erschwert.

Ein Beispiel: Sie trainieren den Bizeps an einer schlecht gepflegten Bizepsmaschine und wählen dazu einen Widerstand von 50 Pfund. Bei der Kontraktion muss ihr Bizeps 50 Pfund plus 20 Prozent innere Reibung – also 60 Pfund – überwinden. Dank der ungeölten Maschine kommen weitere 20 Prozent Reibung (der 50 Pfund) hinzu, so dass die Kontraktion insgesamt 70 Pfund überwinden muss.

In dem Moment jedoch, wo Sie das Gewicht wieder senken, reduziert sich der Widerstand von 70 auf 30 Pfund. Damit ist dieser Bewegungsabschnitt trainingsphysiologisch unterbelastet und somit überflüssig. Energie verbraucht er aber trotzdem. Also ausgerechnet dort, wo der Widerstand möglichst hoch sein sollte, weil eben die innere Reibung »hilft«, reduziert er sich durch die Reibung.

Die Minimierung der Reibung ist beim Trainingsgerätebau kostenintensiv: Kugellager statt Lagerbüchsen, Gestänge statt Ketten oder Riemen, ein großer Gewichtsstock, damit nur ein kurzer Hubweg nötig ist (»Untersetzung«) und die Anlaufreibung möglichst tief liegt, die Verwendung von poliertem Stahl für die Führungsstangen, Einsatz von Büchsen aus Sinterbronze und so weiter.

Für die Kieser Training-Betriebe produzieren wir seit zehn Jahren die Maschinen selbst, weil wir noch keinen Anbieter gefunden haben, der unseren Anforderungen entspricht. Dies betrifft nicht allein die oben aufgeführten technischen Vorgaben, sondern auch die Angebotsbreite an Maschinentypen. So gab es beispielsweise auf dem Markt keine Maschine für den Antagonisten der Wadenmuskeln (den Tibialis) oder die Rotatorenmanschetten, die im Zentrum der häufigsten Schulterprobleme stehen. Hinzu kommen wichtige Maschinen für die Muskulatur der Halswirbelsäule und der Lendenwirbelsäule. Ein Drittel der Maschinentypen, die im Kieser Training stehen, finden Sie deshalb nicht in anderen Trainingsbetrieben.

Aufwärmen, aber richtig

Die Verwirrung um den Begriff des sogenannten »Aufwärmens« ist ein Beispiel dafür, wie unreflektiert Denkklischees oftmals übernommen werden. Im Allgemeinen liegt das Missverständnis darin, dass die Menschen, die bei uns Aufwärmübungen vermissen, Kieser Training aus Unkenntnis mit Sport oder den gängigen Fitnessaktivitäten gleichgesetzt hatten. Denn Kieser Training ist Krafttraining und kein Sport im landläufigen Sinne. Es macht im Gegenteil den Körper tauglich für den Alltag und den Sport.

Unter »Aufwärmen« versteht man die Vorbereitung der Muskulatur auf eine bevorstehende hohe oder gar höchste Belastung. Diese Vorbereitung wird im Allgemeinen durch leichte oder langsame Ganzkörperübungen wie Seilspringen, leichtes Laufen und anderes vollzogen. Damit erhöht sich die Durchblutung im Muskel, seine Kerntemperatur steigt für die nachfolgende hohe Belastung auf das Optimum. Damit nimmt seine innere Reibung (Viskosität) ab, und die Gelenke werden mit Gleitflüssigkeit versorgt. Eine solche Vorbereitung auf einen Hundertmeterlauf beispielsweise, wo praktisch alle Muskeln für zehn bis zwölf Sekunden maximal belastet werden, erscheint sinnvoll.

Spezifisches Aufwärmen

Auch beim Kieser Training gibt es eine Aufwärmphase, diese ist jedoch nicht für jeden auf Anhieb erkennbar. Um einen Kraftgewinn zu erzeugen, ist eine hohe Anspannung der Muskeln von etwa sechs Sekunden Dauer erforderlich. Warum trainieren wir dann 60 bis 90 Sekunden mit einem relativ leichten Gewicht (etwa 50 Prozent des Maximums)? Um den Muskel auf die letzten sechs Sekunden – das eigentliche Training – vorzubereiten oder eben »aufzuwärmen«. Das »Aufwärmen« erfolgt hier – anders als beim Sport – für jede Muskelgruppe separat. Denn es ergibt keinen Sinn, dass etwa die Halsmuskulatur jetzt vorbereitet wird, wenn diese Muskeln erst in 30 Minuten drankommen. Mit der Übungsdauer von 60 bis 90 Sekunden erreichen wir zweierlei: Erstens hat das Nervensystem so genügend Zeit, möglichst viele Fasern zu mobilisieren; zweitens erhält der Muskel die ideale »Betriebstemperatur«. Beim Kieser Training besteht somit jede Übung zu 90 Prozent aus Aufwärmen, und das exakt für den zu trainierenden Muskel!

Irrtümer um die Wirkung von Wärme und Kälte

Unsere normale Körpertemperatur liegt knapp unter 37 Grad Celsius. Die ideale Betriebstemperatur (wissenschaftlich: »Kerntemperatur«) der Muskeln liegt jedoch etwas höher, etwa um 38,5 Grad Celsius. Hält sie sich auf diesem Niveau, ist das ideal. Steigt sie aber weiter an, verschlechtern sich die Bedingungen im Muskel drastisch: Die innere Reibung nimmt zu und Notmaßnahmen zur Temperatursenkung werden ausgelöst, wie beispielsweise das Schwitzen. Denn eine übermäßige Erhöhung der Körpertemperatur ist weitaus gefährlicher für unser System als ein Absinken. Steigt die Kerntemperatur der Muskeln über 42 Grad, ist sofortiger Tod durch Eiweißgerinnung die Folge. Einer solchen

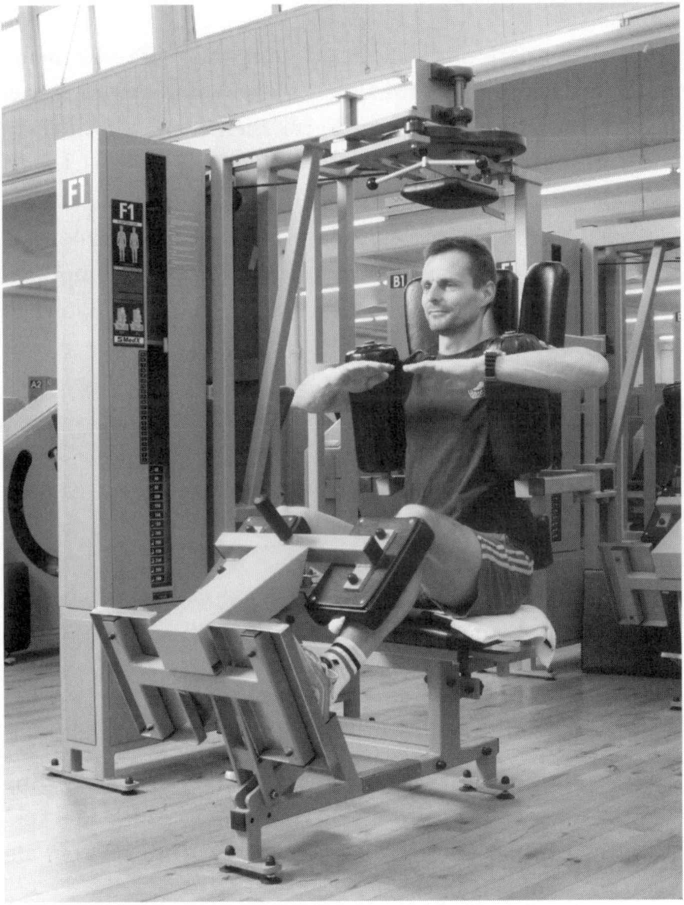

Katastrophe vorzubeugen dient das Schwitzen, eine »Löschmaßnahme«, die ihren Preis hat, nämlich einen (vorübergehenden) Kraftverlust durch Wasserabgabe. Gegen Kälte ist der Körper erheblich besser gerüstet. Sinkt die Temperatur unter ein bestimmtes Maß, wird bildlich gesprochen der »Motor« angeworfen, indem die Muskeln mit »Zittern« die Körpertemperatur aufrechterhalten.

Die Wärme darf somit nicht zu hoch ansteigen, weil sich sonst die Leistung verschlechtert. (Es gab und gibt nicht wenige Spitzenathleten, die grundsätzlich nicht aufwärmen, wie z. B. Carl Lewis.) Beim Kieser Training stellt sich deshalb das Problem eher umgekehrt dar. Durch die sauerstofflose und isolierte Muskelarbeit steigt die Kerntemperatur im Muskel von Sekunde zu Sekunde. Daher empfiehlt sich eine kühle Raumtemperatur, was im Sommer natürlich nicht immer möglich ist. Ein »Aufwärmen«, wie es vor Ganzkörpereinsätzen üblich ist, wäre Ihrem Trainingserfolg im Rahmen des Kieser Trainings eher abträglich.

Das sachgemäße Aufwärmen vor sportlichen Aktivitäten dient somit ausschließlich der Leistungsvorbereitung. Dafür, dass damit Verletzungen vermieden würden, liegt bis heute kein Nachweis vor. Dies ist nicht weiter verwunderlich, da Verletzungen mehr mit Scherkräften und der Impulshöhe, beides hervorgerufen durch schnelle Bewegungen, zu tun haben als mit der Körpertemperatur. Beide Faktoren sind im Kieser Training, bedingt durch die angewandte Trainingsmethode, ohnehin ausgeschlossen. Aus diesem Grund wird beim Kieser Training jeder Muskel speziell im Rahmen »seiner« Übung aufgewärmt, und ein allgemeines Aufwärmen entfällt.

Kieser Training und Leistungssport

1974 stand ein schlaksiger Junge in meinem Trainingsraum. »Wie heißt du?« – »Dani.« – »Warum kommst du hierher?« – »Ich will Weltmeister im Armbrustschießen werden.« Aha. Ein Jahr später holte sich Daniel Nipkow vier Europameisterschaftsgoldmedaillen und vier Jahre danach die ersten zwei Weltmeisterschaftsgoldmedaillen im Armbrustschießen.

Eine von vielen Episoden, die ich in den Siebzigerjahren erlebte, als ich vorwiegend Leistungs- und Hochleistungssportler trainierte. Dani wurde nicht in erster Linie deshalb Weltmeister, weil er Krafttraining machte, sondern weil er für das Schießen die entscheidenden neurophysiologischen Eigenschaften mitbrachte: ein gutes Auge und eine ruhige Hand; Eigenschaften, die kaum trainierbar sind. Die zusätzliche Kraft brachte ihm möglicherweise den entscheidenden Vorteil gegenüber seinen Konkurrenten, die über dieselbe genetische Ausstattung verfügten, aber weniger Kraft hatten.

Spitzensportler stellen eine Auslese von genetisch Spezialisierten dar. Natürlich reichen die Gene allein nicht aus. Ohne Training gelangt keiner an die Spitze. Aber kein Training kann den Mangel an genetischer Eignung kompensieren. Körpergröße, Beinlänge in Relation zur Rumpflänge, günstige Sehnenansätze, Reaktionsgeschwindigkeit und andere sind alles unveränderbare, jedoch entscheidende Faktoren für den Erfolg im Sport. Diejenige Sportart zu betreiben, für die man eine überdurchschnittliche, ja nachgerade abnormale Eignung mitbringt, ist somit Bedingung für den sportlichen Erfolg.

Aus gesundheitsorientierter Sicht liegen die Dinge umgekehrt. Das schmächtige Langstreckentalent würde besser daran tun, seine Kraft zu entwickeln, statt seine wenigen weißen Muskelfasern dem Energiehaushalt zuzuführen. Umgekehrt wäre es dem stark muskulös Veranlagten zuträglich, eine Sportart zu betreiben, die sein Blutversorgungsgebiet nicht noch weiter vergrößert, sondern dessen Versorgung verbessert. Das Langstreckentalent wird so zwar nie die Figur eines Arnold Schwarzeneggers entwickeln, und der Muskelmensch wird keinen Triathlon gewinnen; aber ihre physikalischen Daseinsbedingungen hätten beide erheblich verbessert. Vielleicht einer unter Zehntausend hat das Potenzial eines Arnold Schwarzeneggers oder Sergio Olivas (damals Schwarzeneggers härtester Rivale). Selbst hundert Jahre Training würden aus Woody Allen keinen Bodybuilder machen.

Angesichts dieser genetischen Vorbestimmtheit kam ich irgendwann zur Einsicht, dass es sich für mich nicht lohnen würde, Leute zu trainieren, deren Lebenszweck in der weiteren Spezialisierung ihrer ohnehin schon biologisch spezialisierten Physis lag. So habe ich mich mit meinem Training jenen zugewandt, bei denen ich den größeren Nutzen sehe, den »Normalverbrauchern«.

Die Trainingswissenschaft orientiert sich an Hochleistungssportlern, doch deren Ziele orientieren sich naturgemäß nicht an der Gesundheit, sondern eben am Leistungszuwachs. Die Krafttrainingspraktiken im Leistungssport lassen sich deshalb nicht auf das gesundheitsorientierte Krafttraining übertragen. Für die »Normalverbraucher«, an die sich mein Training richtet, sind somit andere Techniken und Praktiken erforderlich.

Schwangerschaft und Beckenbodentraining

Schwangerschaft ist keine Krankheit, sondern ein natürlicher Zustand, wenngleich ein Ausnahmezustand. Obwohl eine kräftige Muskulatur während der Schwangerschaft und vor allem bei der Geburt hilfreich ist, sind bestimmte Gesichtspunkte beim Training zu beachten.

Schwangerschaft und Geburt

Während einer normalen Schwangerschaft kann und soll das Training weitergeführt werden. Voraussetzung dafür ist aber, dass die Schwangere schon zuvor regelmäßig trainiert hat.

Die Belastung wird während der Schwangerschaft »eingefroren«; es wird also keine Steigerung angestrebt, weder der Gewichte noch der Übungsdauer. Auch sollten die Übungen nicht mehr bis zur lokalen Erschöpfung ausgeführt werden, da es lediglich um die Erhaltung der Kraft geht.

Übungen, die bei fortgeschrittener Schwangerschaft aus anatomischen Gründen nicht mehr möglich sind, werden durch andere ersetzt. Auch sollte eine Pressatmung vermieden werden, damit kein erhöhter Druck in der Bauchhöhle entsteht.

Sollten jedoch Komplikationen wie hoher Blutdruck oder Blutungen in der Schwangerschaft auftreten, muss das Training abgebrochen werden. Grundsätzlich sollten immer die Anweisungen des Frauenarztes befolgt werden.

Das Training darf nach einer natürlichen Geburt wieder aufgenommen werden, sobald die Frau sich dazu in der Lage fühlt, im frühesten Falle jedoch sechs Wochen nach Geburt. Bei einer Kaiserschnittentbindung ist ein Wiedereinstieg frühestens nach acht Wochen möglich. Übungen, die die Bauchdecke belasten, dürfen nur bis zum leisesten Narbenschmerz ausgeführt werden.
Grundsätzlich aber stellen Schwangerschaft oder Geburt als solche für keine Maschine eine Kontraindikation dar (gemäß den Richtlinien der Geburtsabteilung der Frauenklinik des Universitätsspitals Zürich).

Während der Schwangerschaft ein Krafttraining erst zu beginnen ist, wie oben erwähnt, nicht zu empfehlen. Ein Grund besteht darin, dass bei untrainierten Frauen während des Trainings möglicherweise Hypoglykämien auftreten können. Diese Gefahr besteht während der Schwangerschaft durch die veränderte hormonelle Situation ohnehin in erhöhtem Maße. Eine Unterzuckerung der Mutter könnte sich negativ auf den Embryo auswirken.
Bei Frauen, die an das Krafttraining jedoch gewöhnt sind, ist die Stoffwechselsituation eine andere, deshalb ist es für diese Gruppe sicherlich auch kein Problem, wenn keine sonstigen Risiken bestehen, weiter zu trainieren.

Das Training des Beckenbodens

Eine besondere Bedeutung im Zusammenhang mit der Schwangerschaft, der Entbindung und generell mit der Lebensqualität der Frau kommt der Beckenbodenmuskulatur zu. Urogenitale Beschwerden, im Besonderen eine Blasenschwäche, treten oft nach der Entbindung, während und nach der Menopause auf. Das Training der Beckenbodenmuskulatur dient dazu, diesen Beschwerden vorzubeugen oder sie zu behandeln.

Wenn die Beckenbodenmuskulatur schwach wird, schließt sie den Beckenausgang nicht mehr gut ab und stützt die Bauchorgane nur noch unzureichend. Das weibliche Becken ist etwas instabiler als das männliche Becken. Die Inkontinenz (unfreiwilliger Harnabgang), die häufiger bei Frauen auftritt, hat ihre Hauptursache in einer zu schwachen Beckenmuskulatur. Doch ist diese unserem Willen zugänglich: Mit geringem Übungsaufwand wird man sich dieser Muskeln bewusst und lernt, sie bewusst anzuspannen und wieder zu entspannen, sie also zu trainieren. Durch Kontraktion der Beckenbodenmuskulatur verschließt sich der Darmausgang und Harnröhre und Vagina verengen sich bis zur Undurchlässigkeit.

Ein direktes Training der Beckenbodenmuskulatur ist nur isometrisch möglich, also durch bewusstes Anspannen. Dies zu erlernen ist nicht schwierig: Setzen Sie sich aufrecht auf einen Stuhl oder Hocker. Stellen Sie sich vor, dass Sie Wasser lassen und nun den Strahl unterbrechen wollen. Versuchen Sie, diese Spannung zu steigern und etwa sechs Sekunden lang beizubehalten. Dazu benötigen Sie keine

Uhr, sondern zählen langsam »einundzwanzig, zweiundzwanzig ... sechsundzwanzig«. Wiederholen Sie die Übung noch fünfmal, mit einer Pause von mindestens zehn Sekunden zwischen den Wiederholungen. In der ersten Woche führen Sie diese Übung täglich durch. Danach ist zweimal pro Woche ausreichend. Wenn Sie sich während der Übung leicht nach vorne neigen, wirken Sie mehr auf die Muskulatur der Scheide und der Harnröhre ein, wenn Sie sich leicht nach hinten neigen, mehr auf die Afterregion. Mit der Zeit lernen Sie, die einzelnen Muskelbereiche unabhängig voneinander anzuspannen. Obwohl weithin als Frauenproblem bekannt, haben oft auch Männer eine schwache Beckenbodenmuskulatur.
Bei der Einführung in das Kieser Training kann Ihnen vermittelt werden, welche Übungen an den Maschinen besonders geeignet sind, um zusätzlich Ihre Beckenbodenmuskulatur zu trainieren.

Zurzeit der Neuauflage dieses Buches wird in den Kieser Training-Betrieben erstmals ein Gerät getestet, das nicht nur ein direktes Training der Beckenbodenmuskeln ermöglicht, sondern auch deren Kraftgewinn aufzeigt.

Produktive Ruhe oder »rasender Stillstand«?

Ein permanenter Abzug unserer Aufmerksamkeit auf die Umgebung erzeugt die Illusion der eigenen Fortbewegung, ja gar Weiterentwicklung. Doch ist es in Wirklichkeit nur das, was Paul Virilios Buchtitel *Rasender Stillstand* so treffend bezeichnet: Der Wahn, dank elektronischer Kommunikation überall und jederzeit dabei zu sein. Der heutige Mensch soll nicht zu sich kommen, weshalb dafür gesorgt wird, dass er dauernd außer sich ist.

Im Supermarkt, im Restaurant, im Flugzeug und in der Bahn – überall wird der moderne Zeitgenosse mit akustischen oder optischen Zeichen berieselt. Zu Hause angelangt, schaltet er den Fernseher ein, damit »etwas läuft«, weil er, der Stille völlig entwöhnt, sie nicht mehr erträgt.

Was das mit dem Thema Kieser Training zu tun hat? Kieser Training bedeutet Konzentration nach innen, auf die Übung, das Absolvieren des Programms, Schritt für Schritt; die Auflösung des Begriffs der Seele im Körperlichen. Dazu braucht es die Stille. Wer diese Stille als »Frust« empfindet, sollte erkennen: Frust kommt von innen.

Wer jedoch seinen Lebenssinn in unentwegter Geschäftigkeit sieht und darin sein Bedürfnis nach Anerkennung

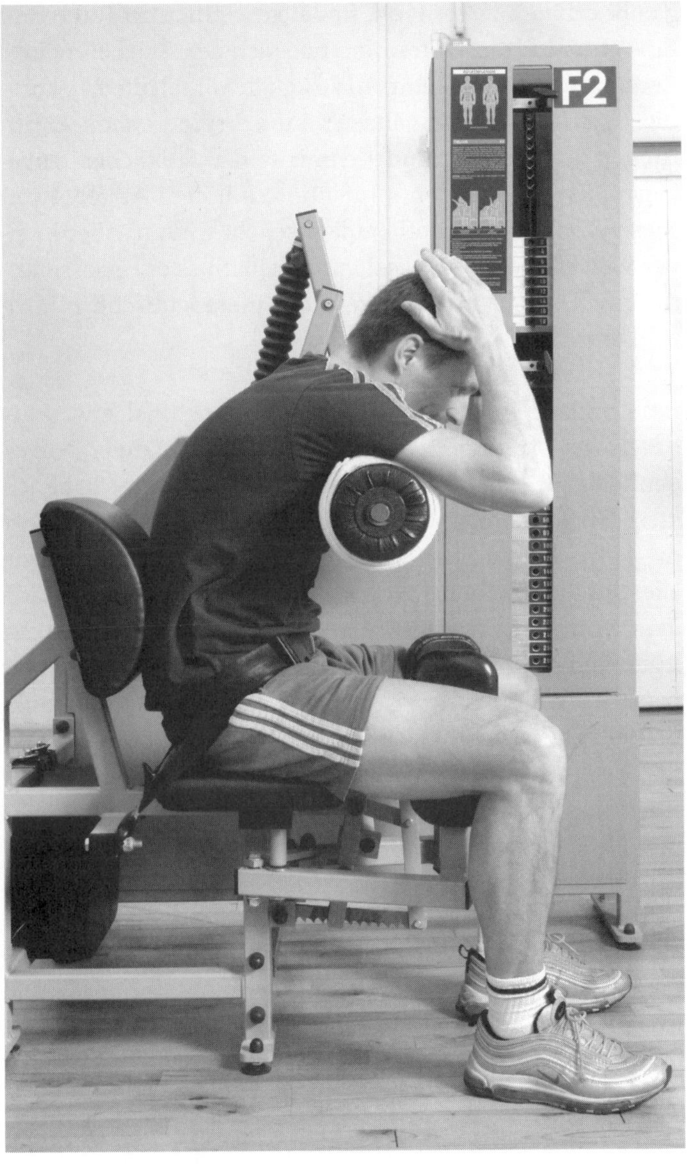
F2

glaubt erfüllen zu können, findet schwerlich zu Ruhe und Einsicht. »Im Kieser Training habe ich den Spiegel meiner Zerfahrenheit und Zentrumslosigkeit vorgehalten bekommen«, drückt ein langjähriger Kunde seine ersten Erfahrungen aus und begründet damit sein anfängliches Unbehagen. Es war nie meine Intention, mit dem Angebot von Kieser Training psychotherapeutisch zu wirken. Aber in einer Welt voll von dynamischen Idioten muss ein gelassenes, ruhiges Umfeld fast zwangsläufig therapeutische Effekte zeitigen.

Eine andere Erfahrung: »Ich gehe manchmal etwas bedrückt ins Training; und komme jedes Mal in tiefer Zufriedenheit raus. Was geht da eigentlich ab?« Sicher habe ich diese Frage schon Dutzende Male gehört, konnte sie aber nie befriedigend beantworten. Der Endokrinologe würde alles auf die Hormone zurückführen, der Psychologe würde dem Stimmungswechsel psychische Ursachen zugrunde legen und so weiter. Doch was soll's? Die Wissenschaft hinkt naturgemäß hinter den Tatsachen her. Solange etwas funktioniert, ist es ja nicht zwingend zu wissen, warum es funktioniert. An einem Symposium über Krafttraining und Rückenschmerz in San Diego wurden die Wissenschaftler mit der Frage konfrontiert, warum denn Rückenschmerzen verschwinden, wenn die Kraft trainiert wird; und dies unabhängig von der Diagnose. Keiner konnte die Frage beantworten. Eine wissenschaftliche Frage, sicher; für den Patienten, der seine Schmerzen mit dem Training loswurde, ist eine Antwort letztlich bedeutungslos: Ihm geht es wieder gut.

Selbstwahrnehmung

Ich wurde darauf angesprochen, dass Methoden der Entspannung, des »Unterlassens« mehr Not täten als Kräftigung. Der Einwand verrät ein Missverständnis, denn er setzt zwei Verfahren in einen Gegensatz, der nicht existiert, sondern sein Gegenteil: Beide Methoden ergänzen sich hervorragend; die eine fördert die andere.

In unserem Kulturkreis haben wir alle eine mehr oder weniger gestörte Beziehung zu unserem Körper (siehe Kapitel »Das wichtigste Vehikel – Ihr Körper«). Dieses schiefe Verhältnis vom »Ich« zum Körper spiegelt sich am deutlichsten in der eigenen Fehleinschätzung von dessen Dimensionen und Proportionen. Daraufhin befragt, wo sich ihr Hüftgelenk befindet, tippen die meisten zehn bis zwanzig Zentimeter zu tief. Beim Versuch, bei geschlossenen Augen mit dem Zeigefinger die Nasenspitze zu treffen, scheitern zwei Drittel der Probanden. Den Ringfinger unabhängig von den anderen Fingern zu bewegen schafft auf Anhieb kaum jemand. Nach wenigen Versuchen jedoch sind die »Bahnen« im Hirn gelegt und es gelingt.

Unterschiedliche Methoden wurden entwickelt, um eine Korrektur der eigenen Wahrnehmung herbeizuführen. Es

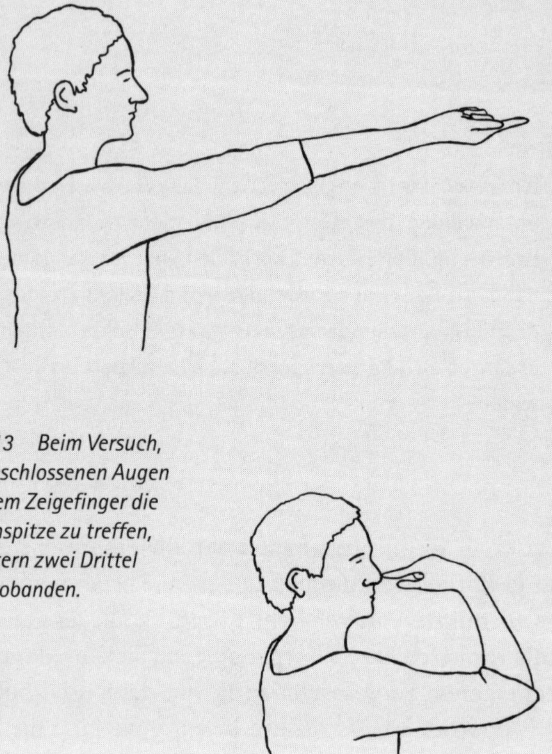

Abb. 13 Beim Versuch, bei geschlossenen Augen mit dem Zeigefinger die Nasenspitze zu treffen, scheitern zwei Drittel der Probanden.

sind dies unter anderem die Methoden von Alexander, Feldenkrais, Rolf (»Rolfing«) und vielen anderen. Dass das Problem nicht neu ist und schon sehr viel früheren Generationen bewusst war, geht aus den überlieferten Anleitungen der Inder zum Yoga und dem Schriftgut des chinesischen

Qigong hervor. Das all diesen Verfahren und Lehren zugrunde liegende Prinzip ist weitgehend identisch. Der Übende lernt, den Blick nicht auf ein Ziel oder einen Effekt zu richten, sondern auf einen Prozess. Ein Beispiel aus der Alexander-Methode: Wenn ich mich hinsetze, ziehe ich automatisch, aber überflüssigerweise, meinen Kopf ein, indem ich die Nackenmuskeln anspanne und damit die Halswirbelsäule biege. Dasselbe, wenn ich mich aus dem Sitzen erhebe. Indem ich nun – so die Methode – bewusst wahrnehme, was an mir so alles geschieht, welche Muskeln wann und wie zum Einsatz gelangen, wächst mein Körperbewusstsein und meine Kompetenz, die Muskeleinsätze ökonomisch sinnvoll zu steuern. Eine Koordinationsschulung also, die nicht, wie beispielsweise beim Sport, auf eine objektive Leistungsentwicklung zielt, sondern den sparsamen und zweckmäßigen Gebrauch der Kräfte im Alltag zur Gewohnheit machen soll. Wichtig dabei ist, dass man nicht vor einem Spiegel übt, denn die Wahrnehmung muss von »innen« stattfinden und nicht über den Umweg äußerer Reflexion.

Es ist ohne jeden Zweifel sinnvoll, das durch Kultur und Lebensweise abhandengekommene natürliche Bewegungsverhalten wieder zu rekonstruieren. Als Krafttrainer habe ich ebenfalls die Beobachtung gemacht, dass Anfänger oft nicht in der Lage sind, einzelne Muskeln – also jene, um die es bei der konkreten Übung geht – anzuspannen, gleichzeitig aber die anderen völlig locker zu lassen. Damit wird das Training zum Krampf, weil der ganze Körper verspannt ist. Aber auch der Trainingsreiz wird geschmälert, wenn die Arbeit auf mehrere Muskeln »verteilt« wird.

Beide Methoden – Kräftigung hier, Selbstwahrnehmung dort – ergänzen sich hervorragend. Der ökonomische, also sparsame Einsatz der Kräfte senkt die »Betriebskosten«; die Entwicklung der Kraft mehrt das »Vermögen«. Eine ausreichende Selbstwahrnehmung fördert den Erfolg des Krafttrainings.

Was Sie bei Kieser Training nicht finden, und warum

Wer vom Üblichen abweicht, sieht sich nicht selten mit der Unterstellung konfrontiert, etwas »dagegen« zu haben. Wer aber seine Kriterien nach dem, was »alle« tun, wählt, dem ist meiner Ansicht nach nicht zu helfen. Das Behagen in der Mittelmäßigkeit einer kritischen Haltung vorzuziehen ist eine persönliche Entscheidung, die zudem ihre permanente Bestätigung im aktuellen Trend zur Verantwortungsdelegation in Wirtschaft und Politik findet. Dass Kieser Training bestimmte Produkte bzw. Dienstleistungen nicht anbietet bedeutet lediglich, dass wir der Meinung sind, dass andere dies schon ausreichend tun. Weil aber hinter diesen Fragen oft ein Missverständnis steckt, ist eine Stellungnahme angebracht.

Eiweißpräparate

Die angemessene Eiweißzufuhr pro Tag liegt bei 1,0 bis 1,5 g pro Kilogramm Körpergewicht. Eine kohlenhydratarme und eiweißreiche Ernährung liefert mehr als genug Eiweiß. Eiweißpräparate haben dagegen durchaus ihren Sinn bei Bergtouren, Expeditionen und Aktivitäten generell, bei denen Eiweißvorräte mit möglichst geringem Gewicht, also Wassergehalt, transportiert werden müssen.

Vitamine und Spurenelemente

Beide sind wichtig und in vielen Fällen möglicherweise auch sinnvoll. Aber es betrifft ein anderes Fachgebiet als das unsere. Deshalb empfehlen wir unseren Kunden, sich in diesen Belangen vom Apotheker beraten zu lassen.

»Isotonische« Getränke

Diese Getränke bestehen aus Vitaminen, Mineralstoffen (Salz), Kohlenhydraten (Zucker), Aroma- und Farbstoffen und Wasser. Das Wichtigste dabei ist das Wasser. Salz essen wir mit unserer Alltagskost genug, vom Zucker ohnehin zu viel. Für kurzfristige Kraftarbeit ist lediglich Wasser sinnvoll. Der unmittelbare Ausgleich von Salzverlusten ist nur bei intensiver körperlicher Belastung, die länger als eine Stunde dauert, erforderlich. Es reicht also vollkommen, wenn Sie vor oder nach dem Training zu Hause etwas trinken oder sich aus unserem Trinkbrunnen bedienen.

Sauna / Solarium / Whirlpool

Kieser Training bedeutet eine Steigerung der körperlichen Leistungsfähigkeit. Dies ist nur durch aktive Betätigung zu erreichen. Abgesehen von der Hygieneproblematik bieten Vergnügungseinrichtungen wie Sauna und Whirlpool eben »Ausweichmöglichkeiten« und werden gerne als äquivalent zum Training, im Sinne von »auch gesund«, gesehen, was einfach falsch ist. Dass diese Anlagen möglicherweise Vergnügen – aber nicht mehr – bereiten, soll nicht bestritten werden.

Ausdauertraining

Kieser Training hat sich auf Krafttraining zwecks Erhöhung der Muskelkraft, Muskelausdauer und Beweglichkeit spezialisiert und hält durch die Integration neuer Forschungsresultate und durch die Entwicklung und Beschaffung der dazu notwendigen Technologie der jeweils besten Maschinen seine Marktposition. Eine Erweiterung des Kieser Training-Angebots würde Aufmerksamkeit und Mittel abziehen, die heute auf die Qualität verwendet werden. Dieser Entscheid für den orthopädischen Bereich der Prävention ist nachvollziehbar: Für das Herz-Kreislauf-Training benötigen Sie keine technische Ausrüstung. Ihren Kreislauf können Sie im Schwimmbad, auf dem Fahrrad oder beim Joggen draußen in der Natur trainieren.

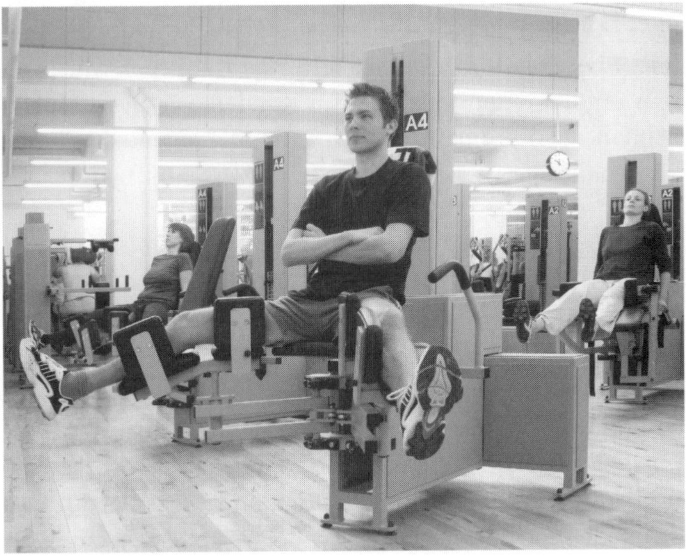

Hinzu kommt, dass nach einem intensiven Kieser Training dem Körper einige Stunden Ruhe gegönnt werden sollten. Umgekehrt bedeutet dies, dass es nicht ratsam ist, unmittelbar nach einem Ausdauertraining ein intensives Krafttraining durchzuführen.

Das spezifische Angebot von Kieser Training hat einen willkommenen Nebeneffekt: Der Verzicht auf energiefressende Anlagen schont die Umwelt. Selbst unsere Getränkeversorgung funktioniert ohne Abfall; sie beschränkt sich auf Wasser aus dem Trinkbrunnen.

Hintergrundmusik

Musik behindert die Konzentration und gibt darüber hinaus einen Rhythmus vor, der nicht – und wenn, dann nur zufällig – mit dem langsamen Bewegungsrhythmus beim Training übereinstimmt. Das ist kein Plädoyer gegen Musik an sich. Im Gegenteil, viele unserer Kunden, vor allem Musikliebhaber, empfinden die sich immer mehr ausbreitende »Beschallung« als akustische Umweltverschmutzung.

Saftbar und Entspannungszonen

Wer ins Kieser Training kommt, will und soll trainieren. Nette Leute kann man überall kennenlernen, ohne dass solches von dritter Seite inszeniert oder gar räumlich fixiert werden muss. Fruchtsäfte und andere Getränke, außer Wasser, stimulieren den Organismus in Richtung Parasympathikus, das bedeutet, dass das Blut von der Peripherie in die Verdauungsorgane abgezogen wird, was während des Trainings kontraproduktiv ist. Hingegen ist Wasser äußerst sinnvoll (und außerdem kostenlos). Deshalb gibt es in jedem Kieser Training-Betrieb einen Trinkbrunnen. Nach dem Training ist man entspannt, ohne deswegen einen Liegeraum aufsuchen zu müssen. Wer aber richtig müde ist, gehört ins Bett.

Die vierzehn Trainingsprinzipien

Es liegt in der Natur der Wissenschaft, dass jede These letztlich eine Hypothese ist, die darauf wartet, als falsch entlarvt zu werden. Hundertprozentige Gewissheit liefert keine Wissenschaft; aber immerhin taugliche Prämissen zur Arbeit: Ergeben sich neue, bessere Verfahren, sind die alten hinfällig. Es wäre aber unklug, aufgrund dieser Instabilität anzunehmen, dass alles »funktioniert«; solche Beliebigkeit muss scheitern. Mit den »Klötzchen zu spielen, die man hat«, ist in jedem Fall besser, als gar nicht zu spielen. Die nachstehenden »Trainingsprinzipien« sind keine Gesetze, sondern Richtlinien, die sich aus der aktuellen Datenlage ergeben und in den Kieser Training-Betrieben mit Erfolg angewandt werden.

1. Trainieren Sie ein- bis zweimal pro Woche. Jedes Training soll den ganzen Körper erfassen.
2. Trainieren Sie die Muskeln des Unterkörpers zuerst.
3. Wählen Sie ein Übungsgewicht, das Ihnen eine Übungsdauer von 60 bis 90 Sekunden erlaubt. Die positive Bewegungsphase – das Anheben des Gewichts – soll mindestens vier Sekunden dauern. Die negative Bewegungsphase – das Senken des Gewichts – soll ebenfalls etwa vier Sekunden dauern. Zwischen diesen bei-

den Phasen verharren Sie in der Position der vollständigen Kontraktion der Muskeln etwa zwei Sekunden lang.

4. Vermeiden Sie unter allen Umständen ruckartige, schnelle Bewegungen, denn diese sind gefährlich und unproduktiv.

5. Führen Sie jede Übung bis zur lokalen Erschöpfung der betroffenen Muskeln aus, also so lange, bis Ihnen keine vollständige Bewegung mehr möglich ist. Wenn Sie die Übung länger als 90 Sekunden durchführen können, notieren Sie sich für das nächste Training auf Ihrer Trainingskarte ein um etwa fünf Prozent höheres Gewicht.

6. Vermeiden Sie jede Hilfe durch Drehen, Winden oder Mitschwingen des Körpers. Isolieren Sie die Muskeln so weit wie möglich.

7. Lösen Sie die Spannung in all jenen Muskeln, die nicht in die Bewegung einbezogen sind. Achten Sie besonders darauf, dass die Muskeln der Hände, des Nackens und des Gesichts gelöst sind.

8. Halten Sie während der Anstrengung nie den Atem an. Atmen Sie Ihrem Sauerstoffbedarf entsprechend. Der Atemrhythmus muss nicht zwangsläufig mit dem Bewegungsrhythmus übereinstimmen. Vermeiden Sie Pressatmung, da sich diese negativ auf Herz und Kreislauf auswirken kann.

9. Wechseln Sie möglichst ohne Unterbrechung von einer Maschine zur anderen, damit auch das Herz und der Blutkreislauf vom Training profitieren.

10. Trainieren Sie in einem Satz bis zur lokalen Erschöpfung. Mehrere »Sätze« sind nicht sinnvoll, da sich Trainingsreize nicht addieren.
11. Erhöhen Sie nie das Gewicht auf Kosten einer sauberen Übungsausführung, das bedeutet, dass das individuelle Bewegungsausmaß (ROM = Range of Motion) sich nach einer Gewichtserhöhung nicht verringern darf, und es dürfen auch keine Ausweichbewegungen auftreten.
12. Notieren Sie das Gewicht, das Sie im nächsten Training verwenden werden, auf Ihrer Trainingskarte.
13. Trinken Sie vor, während und unmittelbar nach dem Training Wasser – ohne jeden Zusatz.
14. Gönnen Sie sich nach jedem Training mindestens 48 Stunden Erholung.

Die Zeit zählt, nicht die Anzahl der Wiederholungen

Eine Besonderheit von Kieser Training besteht darin, dass nicht nach Anzahl der Wiederholungen trainiert wird, sondern nach Zeit. Der Grund liegt darin, dass nicht die Anzahl der Bewegungen das Kriterium dafür darstellt, ob ein Trainingseffekt stattfindet, sondern die Zeitdauer, innerhalb derer eine bestimmte Anspannungshöhe im Muskel gehalten werden kann.

Verwenden Sie eine Armbanduhr mit gut sichtbarem Sekundenzeiger. Starten Sie die Übung dann, wenn der Sekundenzeiger auf zwölf Uhr steht. Achten Sie dann nicht mehr auf die Uhr, sondern konzentrieren Sie sich auf den Muskel, den Sie gerade trainieren. Versuchen Sie einfach, so lange wie möglich durchzuhalten. Sie vermeiden damit das beim Zählen von Wiederholungen unvermeidliche Streben, möglichst viele Wiederholungen zu schaffen. Dies führt unweigerlich zu einer Vernachlässigung des Ausführungsstils und damit zu einem mangelhaften Trainingseffekt.

Bewegen Sie sich stets *langsam*: etwa vier Sekunden für die Kontraktionsphase (das Heben des Gewichts), zwei Sekunden Pause in der vollständig kontrahierten Position, vier Sekunden für die Extensionsphase (das Herunterlassen des Gewichts). Eine ganze Wiederholung dauert somit etwa zehn Sekunden, sechs Wiederholungen etwa eine Minute. Sie dürfen ruhig langsamer trainieren, aber nicht schneller.

Im ersten halben Jahr Ihres Einstiegs ist praktisch jeder Widerstand »richtig«. Trotzdem sollten Sie sich von Anfang an eine Zeitbandbreite setzen, innerhalb derer Sie Ihre Muskeln der Spannung aussetzen. Später, mit wachsendem Trainingsfortschritt, wird die Bandbreite der optimalen Belastungsdosis etwas enger. Die genetisch bedingten Unterschiede gewinnen an Bedeutung. Woher diese Unterschiede rühren, hat die Wissenschaft noch nicht geklärt. Die Erfahrung zeigt: Für etwa sechs von zehn Personen liegt die ideale Anspannungszeit zwischen 60 und 90 Sekunden. Etwa für drei von zehn ist 40–60 Sekunden das Richtige. Höchstens eine von zehn Personen jedoch gehört zu jenen Ausdauertypen, die 80 bis 120 Sekunden benötigen. Mit jedem neuen Programm werden auch Ihnen die neuen Übungen vermittelt.

Vom Einstieg bis zur Erhaltung: Ihr Höhenweg bei Kieser Training

Wer zur Türe von Kieser Training hereinkommt, bringt seine Geschichte mit – die Geschichte seines Körpers. Es muss keine »Krankengeschichte« sein; auch der Bewegungsapparat von Gesunden ist von seinem bisherigen Gebrauch gezeichnet. So geht es denn auch in den ersten Wochen hauptsächlich darum, den Körper überhaupt trainingstauglich zu machen. Eine »sportliche Vergangenheit« bedeutet hier keineswegs eine »Vorbildung«, die den Einstieg verkürzen würde. Im Gegenteil: Je nach Sportart wurde der Körper mehr oder weniger ver-bildet. Deshalb muss dieser Zustand zuerst berichtigt werden, bevor mit dem Aufbau begonnen werden kann.

Die ärztlichen Leistungen im Kieser Training

Jeder Mensch hat seine individuelle medizinische Vorgeschichte. Kieser Training bietet deshalb drei ärztliche Angebote: die Trainingsberatung, die medizinische Vorabklärung und die Therapiekontrolle.

Die *ärztliche Trainingsberatung* dauert 20 Minuten und erfolgt im Normalfall und wenn keine spezifischen Probleme vorliegen innerhalb der ersten zehn Trainingseinheiten. Sie direkt an den Anfang zu setzen ergäbe nicht viel Sinn, da erst im Laufe des Trainings gegebenenfalls Schwächen oder Probleme zutage treten. Der Arzt oder die Ärztin wird mit Ihnen Ihre Antworten auf dem beim Eintritt ausgefüllten Fragebogen besprechen und einen kurzen allgemeinen und lokalen Status erstellen. Auch wird Arzt oder Ärztin – allerdings nur in seltenen Fällen – bestimmte Übungen vom Trainingsplan streichen oder Veränderungen anordnen.

Wenn Sie von einem Arzt an Kieser Training überwiesen wurden oder wenn bei Ihrer Einführung in das Trainingsprogramm Nacken- oder Rückenschmerzen auftauchen, ist eine *ärztliche Vorabklärung* angebracht. Diese soll Ihre Trainingsfähigkeit abklären und feststellen, ob eine medizinische Kräftigungstherapie notwendig ist. Dazu studiert der Arzt Ihre Krankengeschichte und wird Ihnen das für Sie geeignete Verfahren vorschlagen.

Die *ärztliche Therapiekontrolle* dient der Prüfung des Therapieergebnisses und findet während der Therapie statt. Der Arzt stellt dabei fest, ob die Therapie fortgesetzt werden soll oder ob Sie mit dem selbstständigen Training zur Erhaltung des Therapieresultats und zum Aufbau einer Kraftreserve beginnen dürfen.

Die Kräftigungstherapie – Herstellung der Trainingstauglichkeit

Wenn bei Ihnen die Muskelschwäche schon auffällige Syndrome wie chronischen Rückenschmerz, chronischen Nackenschmerz oder andere Beschwerden gezeitigt hat, ist – eine positive Entscheidung des Arztes vorausgesetzt – die Kräftigungstherapie angezeigt. Das bedeutet ärztliche Abklärung, Erstellen eines Therapieprogrammes und Eins-zu-eins-Begleitung durch den Therapeuten. In der Regel dauert die Therapie acht bis zwölf Wochen. Dann sollten die Beschwerden weg oder zumindest erheblich zurückgegangen sein, so dass die Einführung in das selbstständige Training beginnen kann. Was in den üblichen Therapien jeweils das Ziel darstellt, die Schmerzfreiheit, ist im Kieser Training lediglich eine Zwischenstation. Hier aufzuhören würde bedeuten, dass Sie, mangels Reserve, möglicherweise bald wieder in die Schmerzzone absinken.

Die Einführungsphase – den Bewegungsapparat in Ordnung bringen

Während in der Therapie nur einige wenige Sektoren des Bewegungsapparates oder sogar nur ein einzelner Sektor behandelt wurde, geht es bei der Einführung ins selbstständige Training um den ganzen Körper. (Wobei auch in der Therapiephase eine Kombination mit dem selbstständigen Training für die nichtproblematischen Bereiche möglich ist.) Die bei der Einführung angewandten Übungen sind in erster Linie »Korrektoren«, also Übungen, die nur ein Gelenk beanspruchen. Dies geschieht aber mit dem korrekten Widerstand in allen Winkeln und »Full Range«, das heißt über die ganze Bewegungsreichweite des Gelenks. Das ist die eigentliche Korrekturphase: Die Beweglichkeit wird so weit wie möglich wiederhergestellt, antagonistische Dysbalancen werden bereinigt, und die Kraft in den verschiedenen Gelenkwinkeln (»Kraftkurve«) wird normalisiert. In dieser Phase werden Ihnen auch die wichtigsten trainingsmethodischen Grundkenntnisse vermittelt, denn Ihre Motivation und Ihr Fortschritt sind nicht nur vom Wissen um das »Wie«, sondern auch vom Wissen um das »Warum« abhängig. Diesem Zweck dienen die in allen Kieser Training-Betrieben gut sichtbar platzierten fünf Instruktionstafeln. An diesen wird Ihnen vertieft erläutert, was Sie schon in etwas verkürzter Form in diesem Buch erfahren haben.

♦ Anhand der Tafel »Trainingshäufigkeit« werden Ihnen der progressive Aufbau des Trainings und das Prinzip der Superkompensation erläutert. Sie erkennen, dass jedes Training auf dem Gewinn des vorangegangenen aufbaut.

♦ Anhand der Tafel »Standortbestimmung« werden Sie auf dem in drei Zonen aufgeteilten physiologischen Feld erkennen, wo Sie sich heute befinden und wie sich Ihr Trainingsprozess entwickeln wird.

♦ Die Tafel »Zug und Gegenzug« zeigt das Funktionsprinzip des Bewegungsapparates.

♦ Die Tafel »Kraftkurve« zeigt den Verlauf der Kraft in den unterschiedlichen Gelenkwinkeln und erklärt den Korrektureffekt von Eingelenkübungen.

♦ Die fünfte Tafel »Muskelfaserrekrutierung« veranschaulicht den Trainingsprozess als Umwandlung inaktiver in aktive Muskelfasern. Diese Informationen sind nicht einfach »graue Theorie«, sondern äußerst wichtige Komponenten Ihrer Entwicklung. Die Verinnerlichung verstärkt Ihre intrinsische und langfristige Motivation.

Die Aufbauphase – Sie beginnen abzuheben

Der Übergang von der Einführungs- in die Aufbauphase erfolgt allmählich. Nach und nach lösen in Ihrem Trainingsprogramm Mehrgelenkübungen die Eingelenkübungen ab. Sie werden von Training zu Training stärker und finden Ihren Rhythmus für die Trainingsintervalle. Dieser liegt im Normalfall bei ein bis zwei Trainingseinheiten pro Woche. Wenn Sie regelmäßig trainieren konnten und keine größeren Unterbrechungen notwendig waren, erreichen Sie in ein bis zwei Jahren Ihr persönliches Limit, jenen Punkt, wo ein weiterer Fortschritt nicht mehr oder nur noch geringfügig möglich ist.

Die Erhaltungsphase – jetzt schweben Sie

Mit dem Aufbauprogramm haben Sie die Kraft der meisten Muskeln nahezu verdoppelt. Einige schaffen gar eine Verdreifachung ihrer Ausgangskraft. Diese Spanne ist natürlich abhängig von Ihrem Kraftniveau beim Einstieg. Je schwächer Sie waren, umso größer der relative Kraftgewinn. Sie fühlen sich großartig. Die Erdanziehung hat für Sie abgenommen. Sie unternehmen Dinge, die Ihnen früher gar nicht in den Sinn kamen. Nicht nur physische Vorhaben sind hier gemeint. Auch für intellektuelle Projekte steht Ihnen ein Mut zur Seite, der Ihr Leben verändert hat. Ich bin mir des Eindrucks von Dreistigkeit bewusst, den ich erwecke, wenn ich meine, dass Sie mir einfach glauben sollen. Doch nach spätestens einem halben Jahr Kieser Training müssen Sie nicht mehr glauben – dann *wissen* Sie.

Hier angelangt ist es an der Zeit, in den »Gleitflug« überzugehen. In der Erhaltungsphase trainieren Sie fast ausschließlich mit Mehrgelenkübungen. Und das regelmäßige Training wandelt sich zu einer nicht mehr sonderlich anstrengenden Gewohnheit. Es besteht keine Notwendigkeit mehr, die Übung bis zur muskulären Erschöpfung auszuführen. Zwei Drittel der möglichen Übungsdauer (beispielsweise 60 statt der maximal möglichen 90 Sekunden), jedoch mit dem für die maximal mögliche Übungsdauer erreichten Gewicht bzw. Widerstand genügen. Auch reicht es vollauf, nur noch einmal pro Woche zu trainieren. Damit erhalten Sie die erworbene Kraft und alle damit verbundenen Vorzüge bis ins hohe Alter.

Welchen Nutzen bietet Kieser Training?

Ihr Aussehen verändert sich positiv

Ihre ganze Erscheinung, auch die Art und Weise, wie Sie sich bewegen, wird durch den Zustand und die Form Ihrer Muskeln bestimmt. Schlaffe, untrainierte Muskeln erzeugen eine schlaffe äußere Erscheinung. Alles strebt nach unten. Mit Kieser Training straffen Sie Ihre Muskeln und damit Ihre Figur.

Sie tragen leichter an sich

Je trainierter Sie sind, umso mehr Kraft steht Ihnen pro Kilogramm Körpergewicht zur Verfügung. Vergessen Sie nicht – es ist allein Ihre Muskelkraft, welche Sie aufrecht hält, welche Sie die Treppe hinaufbringt, welche Sie trägt. Ohne Muskelkraft können Sie sich nicht vom Fleck rühren, zumindest nicht ohne fremde Hilfe. Warum fühlt man sich in der Badewanne so wohl? Weil man sich durch die Wasserverdrängung leichter fühlt. Dieses Gefühl als Dauerzustand bietet der trainierte Körper.

Sie werden beweglicher

Die Maschinen im Kieser Training belasten den Muskel auch in gedehntem Zustand. Auf diese Weise wird Beweglichkeit effektiver erzielt als mit herkömmlichen Trainingsformen.

Der Rückenschmerz schwindet

Jahre der Forschung im Zusammenhang mit Krafttraining und Rückenschmerzen haben ergeben, dass eine zu schwache Muskulatur der Lendenwirbelsäule der Hauptrisikofaktor für Rückenschmerzen ist. Achtzig Prozent der Beschwerden haben hier ihren Ursprung. Wissenschaftliche Studien zeigen ebenso wie auch die alltägliche Erfahrung im Kieser Training, dass viele Rückenpatienten bereits nach zehn Wochen gezielten Trainings erheblich weniger Schmerzen haben.

Sie bauen Ihre Knochen auf

Nach der Menopause leidet jede dritte Frau unter Knochenschwund (Osteoporose). Und auch Männer werden von Osteoporose nicht verschont. Kieser Training beeinflusst nicht nur die Muskulatur, sondern auch das Knochengewebe. Derselbe Trainingsreiz, der die für den Muskelaufbau verantwortlichen Myoproteine erhöht, steigert auch die für den Knochenaufbau verantwortlichen Osteoproteine und den Mineralgehalt der Knochen.
Entscheidend sind die hormonellen Veränderungen, die das Training bewirkt. Die Wachstumshormone nehmen dadurch zu, was sich wiederum auf die Körperzusammensetzung (Muskel-/Knochenmasse im Verhältnis zur Fettmasse) zugunsten der Knochenbildung auswirkt. Krafttraining ist somit das einzige wirksame nichtpharmazeutische Mittel gegen Osteoporose.

Sie sind bei Unfällen besser geschützt

Trainierte Muskeln weisen eine höhere Dichte auf. Das spezifische Gewicht der Muskulatur nimmt zu und damit der Schutz gegen Gewalteinwirkung von außen (Panzerfunktion).

Sie verlieren Fett, nicht Muskeln

Wenn Sie weniger Kalorien aufnehmen, als Sie ausgeben, zwingen Sie Ihren Körper, sich selbst zu verwerten: Sie verlieren vor allem Muskeln. Bei gleichzeitigem Kieser Training erhalten Sie jedoch die Muskeln und verlieren dadurch Fett. Die Muskulatur ist ein stoffwechselaktives Gewebe. Forschungen haben ergeben, dass bei einer Zunahme der Muskelmasse um drei Pfund die Stoffwechselaktivität um sieben Prozent und der tägliche Kalorienverbrauch um 15 Prozent steigen. Es kommt nicht darauf an, wie schwer Sie sind, sondern darauf, wie sich Ihr Körpergewicht zusammensetzt: aus Fett, das Sie tragen müssen, oder Muskulatur, die Sie trägt.
In einer einzige Trainingseinheit verbrauchen Frauen durchschnittlich 280 kcal, Männer bis zu 400 kcal. Untersuchungen beweisen die Auswirkungen des Trainings auf den Fettstoffwechsel: Mittelfristig steigt das »gute« HDL-Cholesterin bei Untrainierten und das »schädliche« LDL-Cholesterin nimmt ab.

Ihre Haltung ändert sich

Eine schlechte Haltung ist das Resultat unausgeglichener Zugverhältnisse der Muskeln untereinander. Schwere körperliche Arbeit ist immer einseitig und deshalb kein Ersatz für das Kieser Training. Im Gegenteil: Die Einseitigkeit körperlicher Arbeit – sei es aus Sport oder Beruf – sollte durch Training korrigiert werden.

Sie erhalten die Kraft im Alter

Älter werden heißt nicht notwendigerweise schwächer werden. Eine Hauptursache der Altersbeschwerden liegt im Muskel- und Knochengewebeverlust. Als Erwachsener verlieren Sie innerhalb von zehn Jahren zwischen fünf und sieben Pfund Muskelmasse. Damit verlieren Sie die Kontrolle über Ihren Körper und die Verletzungsanfälligkeit steigt. Heute wissen wir: Die Muskulatur bleibt bis ins hohe Alter trainierbar. Das Körpergefühl wird damit gesteigert, Bewegungen können leichter ausgeführt werden. Mit Kieser Training erlangen Sie wieder die Kontrolle über Ihren Körper.

> Sesshaftigkeit entspricht nicht unserer Natur. Wir leiden auch nicht an »Bewegungsmangel«. Wir leiden an chronischem Mangel an Widerstand. Wenn Sie älter sind, können Sie mit Kieser Training die Abbauvorgänge verlangsamen. Wenn Sie jung sind, schaffen Sie sich damit ein natürliches »Korsett«, das Sie ein Leben lang stützt und schützt.

TEIL IV

Was noch zu wissen sinnvoll ist

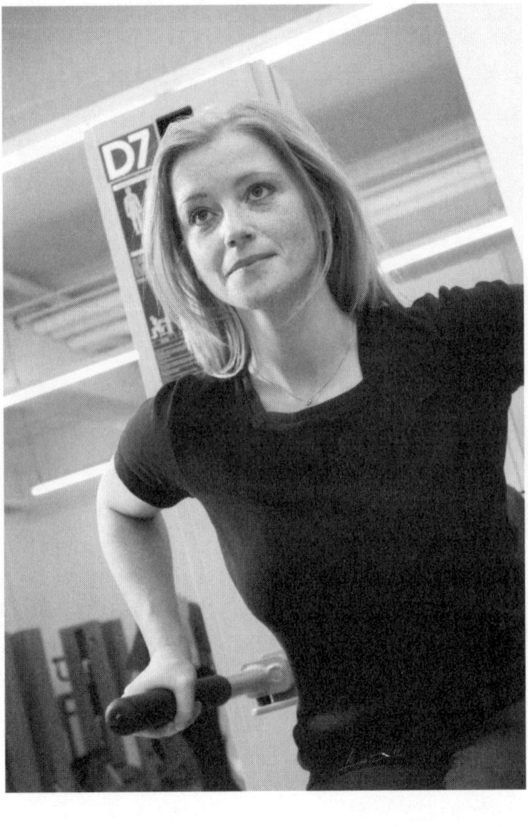

Speis und Trank

Dies ist kein Buch über Ernährung. Hinweise auf solche Titel finden Sie im Literaturteil. Mein Entscheid, diesem Thema doch ein kleines Kapitel zu widmen, entstand beim Studium der Inhaltsanalyse auf der Verpackung des Trockenfutters, das ich meinem Hund täglich verabreiche. Das Ergebnis ist so eindeutig wie erschütternd: Wir ernähren unsere Hunde weit besser als uns. So sehr ich dies meinem und allen anderen Hunden von Herzen gönne, so finde ich doch, dass die Qualität unsere Kost jener unserer tierischen Freunde nicht nachstehen sollte.

Es besteht in der Tat ein enger Zusammenhang zwischen Ernährung und Training. Ebenso wie jeder Entspannung eine Anspannung vorausgehen muss, wird auch das Essen erst genutzt, wenn es sozusagen »verdient« ist. Der Bedarf an Nahrungsstoffen muss vorhanden sein, wenn er gedeckt wird. Man kann nur beschränkt »vor-essen« (wie man nicht vor-schlafen kann). Was man zu viel zu sich nimmt, wird als Körperfett abgespeichert.

Ohne Wasser halten wir es einige Tage aus; ohne Nahrung Wochen, ja unter Umständen Monate. Ein Grund, mit dem Wasser zu beginnen: Tatsächlich scheint hier ein Hauptproblem des modernen Menschen zu liegen. Die Getränkeindustrie bietet uns eine breite Palette von Getränken an. Wasser ohne Zucker, Aromastoffe, Koffein oder andere Zusätze zu trinken, war bis vor wenigen Jahren in unseren Breitengraden wenig üblich. Hier hat sich glücklicherweise eine Wende angebahnt. Unser Körper besteht zu etwa 75 Prozent aus Wasser. Wir benötigen pro zehn Kilo Körpergewicht zirka $\frac{1}{3}$ Liter Wasser, also rund $2\frac{1}{2}$ Liter für einen 70 Kilogramm schweren Menschen. Dieses Wasser muss zusätzlich und unabhängig von der sonst mit Nahrung oder Getränken aufgenommenen Flüssigkeitsmenge getrunken werden. Gewöhnliches Leitungswasser mit geringem Mineralienanteil ist am besten geeignet.

Während die Medizin über Jahrzehnte die unsinnige und äußerst schwach belegte Theorie von »zu viel Fett« verbreitete, hat sich – spät genug – eine Wende angebahnt. Welche wirtschaftlichen Interessen im Zusammenhang mit dieser Verzögerung stehen, ist – obwohl von öffentlicher Bedeutung – nicht Gegenstand dieses Buches. Schon in den Sechzigerjahren wiesen zahlreiche Forscher nach, dass nicht das Fett die Hauptschuld an der Entwicklung von Zivilisationskrankheiten trägt, sondern die Kohlenhydrate, vor allem der ganz gewöhnliche raffinierte Zucker. Studieren Sie einmal die Analysen auf den Verpackungen im Supermarkt. Sie werden staunen, wo überall Sie Zucker finden, den Sie da nicht vermutet hätten. Dass aber auch möglichst viel gegessen wird, dafür sorgt die Zugabe von Glutamat, einem Stoff, der die Geschmacksnerven »aufreißt« und den Appetit ankurbelt. Auch diesen Stoff werden Sie weit verbreitet finden, selbst in Küchen von Nobelrestaurants. Dies ist allerdings nicht sinnvoll, da wir in diesem Fall zu viel essen und alles Überschüssige, wie gesagt, als Körperfett gespeichert wird.

Zusammengefasst gibt es vier grundsätzliche Richtlinien zu einer sinnvollen Ernährung:

1. **Reduzieren Sie den Kohlenhydratanteil zugunsten des Eiweißanteils Ihrer Nahrung. Setzen Sie Kohlenhydrate als Beilage und nicht als Hauptspeise ein.**
2. **Eliminieren Sie raffinierten Zucker und alle Weißmehlprodukte *vollständig* aus Ihrer Ernährung. Greifen Sie auf Vollkornprodukte zurück.**
3. **Decken Sie Ihren Zuckerbedarf mit Früchten (nicht mit Fruchtsäften).**
4. **Nehmen Sie täglich vier bis sechs, jedoch kleine, Mahlzeiten zu sich.**

Das hört sich einfach an, stößt aber oft auf Schwierigkeiten bei der Durchsetzung in der Praxis, insbesondere wenn man auswärts isst. Deshalb auch hier einige Hinweise:
Im italienischen Restaurant sind Meeresfrüchte vom Grill, Fisch oder Carpaccio ideal. Seien Sie bei Spaghetti und Pizza dagegen eher zurückhaltend. Im griechischen oder türkischen Restaurant ist Bauernsalat, Gyros oder Kebab ohne Brot, mit Gemüse und Joghurt problemlos. China-Restaurants bieten Fleisch und Fisch mit Gemüse; aber bestellen Sie bitte statt Reis eine Suppe. Beim Japaner sind Shashimi ausgezeichnet. Und: Kaufen Sie in der Bäckerei ausschließlich Vollkornprodukte.

Wenn ein rascher Fettabbau eines Ihrer Ziele ist, sollten Sie Ihren Tagesbedarf auf vier bis sechs kleine Mahlzeiten verteilen. So gewöhnt sich der Körper die Fettspeicherung ab, weil offensichtlich der Nachschub gesichert ist. Hungergefühle jedoch bewirken das Gegenteil: Der Körper stellt sich auf Mangelzeiten ein und hortet Energie in Form von Fett. Das ist übrigens eine Ursache des Jo-jo-Effekts, der aus Fastenkuren resultiert.

Doch sollten Sie sich keinesfalls die Freude am Leben vergällen, indem Sie in eine Daueraskese verfallen. Genießen Sie ab und zu mal etwas »Verbotenes«. Das Problem des sogenannten Übergewichts liegt lediglich darin, dass man sich eine unzweckmäßige Ernährungsweise angewöhnt hat und sich ständig »etwas gönnt«. Die kann man sich aber auch wieder abgewöhnen, indem man sich etwas anderes angewöhnt.

Nahrungsergänzungsmittel, sogenannte »Supplemente«, bilden mittlerweile eine ganze Industrie. Unter den vielen Angeboten sind bei ausgewogener Ernährung lediglich zwei von Bedeutung: Aminosäuren und Kreatin. Mit zunehmendem Alter verschlechtert sich die Eiweißverwertung sowie die körpereigene Bildung des Monohydrats Kreatin. Bei beiden Stoffen konnte der positive Effekt auf die Kraft- und Muskelentwicklung in doppelten Blindversuchen nachgewiesen werden. Negative Nebenwirkungen wurden bis heute keine festgestellt. In jedem Fall ist es jedoch angezeigt, sich vor dem Kauf von einer Fachperson beraten zu lassen.

Herz-Kreislauf-Training

Kieser Training ist auf die Lösung des Kräftigungsproblems spezialisiert. Das Training des Kreislaufs ist eine andere Sparte. Dies sollte nicht verwechselt werden. Beide Fachgebiete unterscheiden sich etwa wie die Orthopädie von der Kardiologie. Im Gegensatz zum präventiven und therapeutischen Krafttraining benötigt das Training des Kreislaufs nicht notwendigerweise eine technische Ausrüstung. Auch ist der ideale Trainingsort für den Kreislauf nicht die Innenstadt, sondern die freie Natur. Eine Kombination von Ausdauer- und Krafttraining in derselben Trainingseinheit, wie es in vielen Fitnessstudios praktiziert wird, ist im Hinblick auf den Trainingserfolg aus endokrinologischen und neurologischen Gründen nicht zu empfehlen. Der für das Kieser Training notwendige hohe Adrenalinspiegel lässt sich nicht lange aufrechterhalten. Danach wird im Zentralnervensystem bildlich gesprochen der »Schalter« auf die Erholungsphase (Parasympathikus) gedreht. Dasselbe gilt auch für das Kreislauftraining. Die unmittelbare Kombination beider würde somit die Trainingsdauer auf Kosten der Intensität, und damit des Trainingseffektes, erhöhen. Da viele Kieser Training-Kunden eine Ausdauersportart betreiben, kann ein geraffter Überblick über die zu beachtenden Schwerpunkte bei der Gestaltung der Kombination hilfreich sein.

Ein Kriterium für den Trainingserfolg – sowohl beim Ausdauer- wie beim Krafttraining – ist die Aufrechterhaltung einer bestimmten Arbeitsintensität über eine bestimmte Zeit. Wer hundert Meter in zehn Sekunden schafft, kann nicht tausend Meter in hundert Sekunden laufen, weil die Intensität des Hundertmeterlaufs eben nur zehn Sekunden aufrechterhalten werden kann. Je länger ein Training, desto niedriger ist zwangsläufig seine Intensität. 20 Minuten korrektes, also intensives Ausdauertraining mit der notwendigen Pulsfrequenz von »170 minus halbes Alter« plus anschließend 25 Minuten ebenfalls intensives, also korrekt ausgeführtes Krafttraining überfordern jeden, ungeachtet seiner genetischen Voraussetzungen oder seines Trainingszustandes. Der für das Training erforderliche hohe Adrenalinspiegel kann höchstens 40 Minuten lang aufrechterhalten werden. Danach muss die Intensität des Trainings zwangsläufig unter die Reizschwelle absinken. Das bedeutet, dass sich der Trainingseffekt nicht im gewünschten Maß einstellen kann.

Neuere Untersuchungen zeigen aber, dass die im Kieser Training angewandte Trainingsmethode einen – obwohl nicht geplanten, aber durchaus willkommenen – Trainingseffekt am Kreislauf zeitigt. Aus gesundheitlicher Sicht kann dieser als ausreichend bezeichnet werden. Wer jedoch ein sportliches Niveau seiner Ausdauerleistung erreichen möchte, sollte sich eine geeignete Sportart aussuchen.
So erlebnisreich und erfrischend die Ausdauersportarten, insbesondere im Freien, sind, ein Blick auf die möglichen Risiken, vor allem bei extensivem Ausdauertraining, kann nicht schaden, sondern soll helfen, das Ausdauertraining sinnvoll zu gestalten.

Zunächst ist festzustellen: Laufen ist eine Methode der Fortbewegung. Das Fahrrad ist ein Fortbewegungsmittel (eines der sinnvollsten überhaupt).
Der Beobachtung folgend, dass das Laufen ebenso wie das Radfahren ab einer bestimmten Intensität die Pulsrate erhöht und folglich das Herz trainiert, empfehlen die Präventivmediziner Laufen und Radfahren. Da das Laufen und auch das Radfahren jedoch nicht zu Trainingszwecken, sondern eben zur Fortbewegung »erfunden« wurden, zeigen beide Verfahren als Trainingsmethode »Streuverluste« und unerwünschte, wenngleich weitgehend vermeidbare Nebenwirkungen. Ein Blick auf unsere Hände und Füße zeigt unmissverständlich: Der Mensch ist kein »Lauftier«, sondern ein Affe, dem wohl Gehen, nicht aber Rennen, Hocken, nicht aber Sitzen (auf einem Stuhl) und, im Hinblick auf den Oberkörper, ziehen und stoßen, ursprünglich Klettern, entspricht.

Ein Vergleich: Unser Fuß besteht aus 26 Knochen, was der Konstruktion eines Greiforgans entspricht. Der Huf des Lauftiers Pferd besteht aus drei Knorpeln, dem idealen Material, um Schläge zu dämpfen und eben zu galoppieren.

Dies bedeutet für das Laufen und Radfahren:

1. Die »Schläge«, denen die Hüft-, Knie- und Fußgelenke ausgesetzt sind, betragen ein Vielfaches, beim Bergablaufen bis ein Achtfaches des Körpergewichts. Dazu sind die Gelenke aber eigentlich nicht genügend »gepolstert«.
2. Dieser Druck wird nicht gleichmäßig auf die ganze Gelenkpfanne verteilt, wie etwa beim Kieser Training, sondern trifft nur auf einen kleinen Ausschnitt der Gelenkkapsel. Dementsprechend höher ist dort die Abnützung.

3. Die nur beschränkt genutzte Gelenkamplitude (ROM, siehe Kapitel »Etwas Sport tut es doch auch«, S. 25ff.) bedeutet, dass auch die entsprechenden Muskeln – Gesäßmuskel, Oberschenkelmuskel und Wadenmuskel – ausschließlich in diesem kleinen Bewegungsausschnitt trainiert werden; die anderen Bereiche bleiben schwach. Damit entwickelt sich eine unausgewogene Kraftkurve, wodurch sich das Verletzungs- und das Beschwerderisiko erhöht.
4. Radfahren und Laufen trainieren vorwiegend die Streckmuskulatur. Dies führt jedoch früher oder später zu einer sogenannten antagonistischen Dysbalance, das bedeutet, dass sich das Kraftverhältnis zur Beugemuskulatur verändert, was ebenfalls zu Beschwerden führen kann.
5. Im Gegensatz zum Laufen und Radfahren im Freien fehlt bei stationären Geräten – Laufbändern und Ergometern – der Kühlwind; der Körper wird sehr schnell warm und muss Schweiß absondern. Dieser Wasserverlust schwächt vorzeitig und reduziert somit den Trainingseffekt.

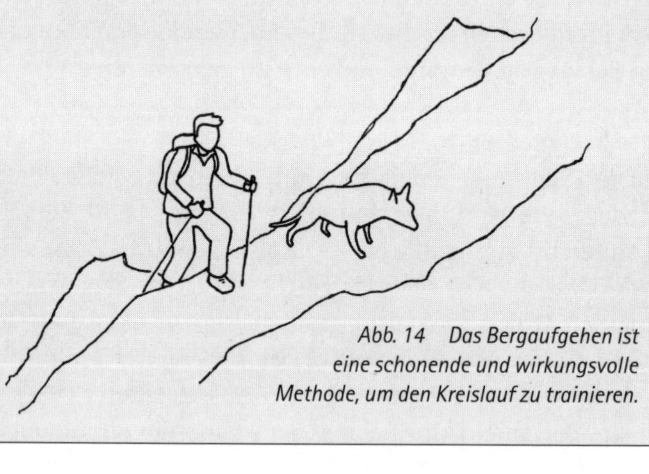

Abb. 14 Das Bergaufgehen ist eine schonende und wirkungsvolle Methode, um den Kreislauf zu trainieren.

Die den Gelenken zuträglichen Ausdauerübungen sind:

1. Radfahren,
2. intensives Wandern (»Nordic walking«), wenn möglich den Berg hinauf,
3. Schwimmen,
4. Skating.

»Stretching«: beliebter als nötig

Wie beim Thema »Aufwärmen«, so spuken auch noch heute diffuse Ideen über die Notwendigkeit des »Stretching« durch die Ratgeberkolumnen der Medien. Dies alles ungeachtet der Tatsache, dass sich viele der damaligen Wegbereiter des Stretching längst davon distanziert haben.

Eine australische Studie, die 2002 in der Fachzeitschrift *British Medical Journal* veröffentlicht wurde, kommt zum Schluss, dass das Dehnen sowohl vor wie auch nach sportlicher Betätigung keinen Schutz gegen Muskelkater bietet. Des Weiteren wurden zwei Studien zur Senkung des Verletzungsrisikos durch Dehnen begutachtet, deren Ergebnisse den positiven Effekt des Dehnens nicht bestätigen konnten. Weitere Studien folgten, die auch andere dem Dehnen unterstellten positiven Effekte nicht nachweisen konnten.

Kurzes Dehnen – ein bis fünf Sekunden – ist jedoch nachweislich sinnvoll und vollzieht sich automatisch beim Kieser Training: Wenn sich ein Muskel nämlich vollständig zusammenzieht, wird sein Antagonist gedehnt. Auch das Dehnen ohne Gerät, wie man es so schön bei Katzen beobachten kann, ist wohltuend und empfehlenswert, ohne daraus gleich eine Behandlungsmethode abzuleiten. Beim eigentlichen

Abb. 15 Das Stretching erfreut sich noch immer ungebrochener Beliebtheit, obwohl kein Hinweis dafür vorliegt, dass es zu irgendetwas gut ist, und sich die Förderer des Stretching von früher längst davon distanziert haben.

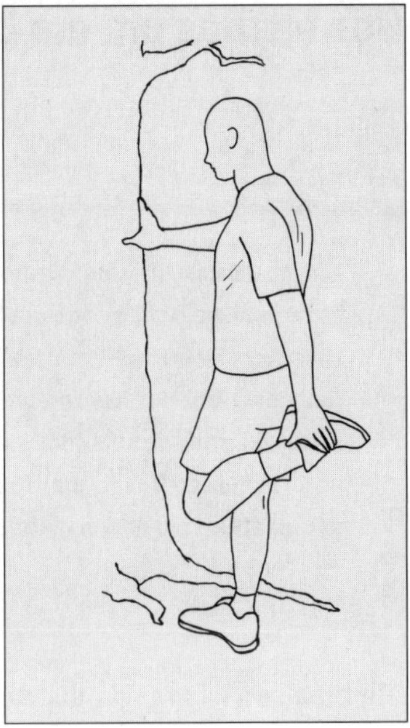

»Stretching« wird jedoch empfohlen, die Position der maximalen Dehnung bis zu 25 Sekunden lang aufrechtzuerhalten, also so lange, bis der Dehnungsreflex »abgeklungen« ist. Als Dehnungsreflex bezeichnet man die Reaktion, die der Arzt an Ihrem Oberschenkelmuskel beobachtet, wenn er mit dem Hämmerchen leicht auf die Sehne unterhalb Ihrer Kniescheibe klopft. Hier liegt wohl auch das Problem: Den Dehnungsreflex sollten wir uns nicht abgewöhnen: Er ist unser Schutz vor Überdehnung.

Die Annahme, dass mit dem Stretching Dysbalancen der Antagonisten »ausgeglichen« werden können, lässt den Verdacht aufkommen, dass dieser Ausgleich nach unten wirkt, also eine Nivellierung stattfindet. Der stärkere der beiden Muskeln wird so lange »gestretcht«, bis er ausreichend schwach ist und das Verhältnis zum Antagonisten wieder stimmt. Das ist aber nicht der sinnvolle Weg, denn so wird keine Kraft aufgebaut und auch kein Trainingseffekt erzielt.

Der Mythos um die Bauchmuskulatur

Die Ansichten über das Training der Bauchmuskeln stellen ohne Zweifel den größten Fundus an Ammenmärchen. Doch nicht nur im Training der Sportler, insbesondere der Kampfsportler wie Boxer, Karatekämpfer und Judokas, werden diese Märchen gepflegt; auch Physiotherapeuten und Krankengymnasten sind davon nicht frei.

Allenthalben wird geglaubt, dass die Bauchmuskeln schwach seien und deshalb besonderer Aufmerksamkeit bedürften. Einige Physiotherapeuten glauben gar, dass der Schwäche der Bauchmuskeln eine maßgebliche Rolle bei der Entstehung des chronischen Rückenschmerzes zukomme. Tatsache ist, dass die Bauchmuskeln selbst bei unsportlichen Menschen einen relativ hohen Grad an Trainiertheit aufweisen. Dies ist daran erkennbar, dass der Kraftzuwachs des geraden Bauchmuskels durch Training sehr viel kleiner ist als der seines Antagonisten, des Rückenstreckers. Wir wissen heute, dass die Schwäche der Rückenstrecker für einen großen Teil der chronischen Rückenschmerzen verantwortlich ist.

Ein weiterer Irrtum liegt in der Vorstellung, dass der gerade Bauchmuskel den Oberkörper aus dem Liegen aufrichten kann. Die eigentliche Funktion des Bauchmuskels ist jedoch die Beugung der Lendenwirbelsäule. Die unzähligen Sit-ups oder »Klappmesser«-Übungen trainieren den Iliopsoas und bilden so eine Gefahr für den Rücken. Die einzige direkte Bauchmuskelübung besteht im »Aufrollen« des Oberkörpers, entweder im Liegen oder in der entsprechenden Trainingsmaschine. Dabei dürfen die Hüftgelenke nicht bewegt werden. Es wird lediglich die Wirbelsäule gekrümmt, indem man versucht, das Kinn dem Bauch zu nähern.

Der Glaube, dass man das Fett am Bauch »wegtrainieren« könne, hat eine ganze Industrie der unsinnigsten »Bauchweg«-Geräte entstehen lassen. Aus diesem Irrtum heraus entstand gleich ein zweiter: die Meinung, dass eine hohe Wiederholungszahl besser sei, um Fett loszuwerden. Alles Unsinn. Es besteht kein Zusammenhang zwischen den Muskeln und dem sich in deren Nähe befindlichen Fettablagerungen. Es ist genetisch festgelegt, wo Fett gespeichert wird. Weder hohe noch niedrige Wiederholungszahlen beeinflussen den Fettabbau direkt. Indirekt sind jedoch niedrige Wiederholungszahlen mit höheren Gewichten geeigneter, da diese den Aufbaustoffwechsel stimulieren, der stets auf Kosten der Fetteinlagerungen geschieht.

Eine Kundin schrieb mir einmal, dass sie ein »völlig falsches« Trainingsprogramm erhalten habe, weil es keine Bauchübung enthalte. Aus den genannten Gründen sind jedoch nicht in allen unseren Trainingsprogrammen spezielle Bauchmuskelübungen enthalten. Tatsache ist nämlich, dass die Bauchmuskeln in jedem normalen Trainingsprogramm bei vielen Übungen für den Oberkörper voll mit einbezogen sind und ausreichend Trainingsreize erhalten. Spezielle

Bauchübungen sind ab einem bestimmten Kraftniveau nicht mehr notwendig.

Im Gegenteil: Dass zu viele Bauchübungen kontraproduktiv sein können ist eine Tatsache, deren sich schon die Bodybuilding-Pioniere der Sechzigerjahre bewusst waren. Vince Gironda, ein damals in den USA berühmter Trainer, verbot den Champions, die unter seiner Leitung trainierten, alle Bauchübungen, weil sie, wie er richtig feststellte, jedes weitere Kraftwachstum zum Stillstand bringen können. Die Ursache dieser Wirkung sah er im außerordentlichen Stress, dem das Sonnengeflecht (Solarplexus) bei Bauchübungen ausgesetzt ist. Das Sonnengeflecht bezeichnet einen Nervenknoten hinter dem Magen vor der Aorta. Der Solarplexus steuert die Funktion wichtiger Organe wie jene der Leber, der Pankreas, der Nieren und der Milz.

Außerdem zeigt der geringe erzielbare Kraftzuwachs der Bauchmuskeln deutlich, dass diese schon im Alltag »trainiert« werden, wenngleich unbewusst. Auf einer Werteskala für Übungen im Hinblick auf ihre Notwendigkeit stehen die Bauchmuskeln an letzter Stelle.

Sauna und Kieser Training

Da Saunabaden in nordischen Ländern aus kulturhistorischen Gründen verbreitet und auch beliebt ist, wird es gerne mit Attributen wie »gesund«, »reinigend« und »gut für den Kreislauf« versehen. Für diese Wirkungen gibt es allerdings bis heute, trotz umfangreicher Untersuchungen, keinen Nachweis. Diese Zuschreibungen betreffen alle lediglich das Schwitzen. Deshalb an dieser Stelle einige Fakten zum Thema Flüssigkeitshaushalt.

Ein korrektes Training bewirkt eine Wasserzunahme der Muskulatur unter anderem in Form von Nährflüssigkeit. Das bedeutet, dass der Muskel nach dem Training Wasser »zieht«. Daher empfehle ich, vor, während und nach dem Training Wasser zu trinken.

Es ist deshalb auch ein Unsinn, unmittelbar nach dem Training diesen Aufbau- und Regenerationsprozess der Muskeln mit einem herbeigeführten Wasserverlust durch Schwitzen zu stören oder gar ganz zu eliminieren. Genau das ist jedoch das, was übermäßiges Schwitzen bewirkt – auch in der Sauna.

Schwitzen hat weder einen Trainingseffekt auf den Kreislauf noch »reinigt« es die Hautporen. Auch »entschlacken« mag

für Hochöfen Sinn ergeben; unser Organismus kennt aber keine »Schlacke« oder »Gifte«, die es auszuschwitzen gäbe. Dieser Vorstellung widerspricht allein schon die Tatsache, dass der Wasserverlust, den das Schwitzen hervorruft, die Teilchenkonzentration in der verbleibenden Körperflüssigkeit zusätzlich erhöht.
Der Glaube an die reinigende Wirkung von Hitze gründet im Mittelalter: Die Alchemisten glaubten beispielsweise, durch Feuer das »Reine« (*quinta essentia*) zu finden, und die Kirche erfand das »Fegefeuer«, das die Seele reinigt.

Wozu aber ist das Schwitzen dann gut? Für die Kühlung der Körperoberfläche. Das ist sein Zweck; der einzige zwar, aber ein enorm wichtiger. Denn eine Erhöhung der Körpertemperatur (Fieber) über 42 Grad überleben wir nicht. Die Verdunstungskälte des Schweißes kühlt den Körper und schützt ihn auf diese Weise.

Das spricht nicht gegen das Saunabaden als solches. Doch ist es nicht sinnvoll, die Sauna am gleichen Tag zu nutzen, an dem man trainieren will oder bereits trainiert hat.

Zweckmäßige Trainingsbekleidung

Der Zweck der Bekleidung ist die Aufrechterhaltung der Körpertemperatur und der Schutz vor UV-Strahlung. Ein weiterer Zweck ist die Selbstdarstellung ihres Trägers. Bei der Auswahl Ihrer Trainingsbekleidung wäre es aber sinnvoll, den ersten im Auge zu haben.

Früher ergab sich oft die Situation, dass ich Kunden und Kundinnen zu erklären versuchte, dass ihre Trainingsbekleidung unzweckmäßig und obendrein unhygienisch sei und dass sie den Trainingsraum bitte nicht mit dem Laufsteg verwechseln sollten. Das hat sich offenbar herumgesprochen, denn heute stellt sich dieses Problem kaum mehr.

Bei der Trainingsbekleidung sollten Sie zuerst auf uneingeschränkte Bewegungsfreiheit achten. Enge, gar windkanalgetestete Kleidungsstücke mögen schick aussehen, beeinträchtigen aber die Luftzirkulation. Auch spielt der Luftwiderstand im Kieser Training keine Rolle.

Hohe Sportschuhe wie Basketballturnschuhe beschränken das Fußgelenk in seiner Funktion. Die Stabilität, die sie verleihen, ist im Sport sinnvoll, nicht jedoch, wo Sie die Muskeln, die damit entlastet werden, trainieren wollen.

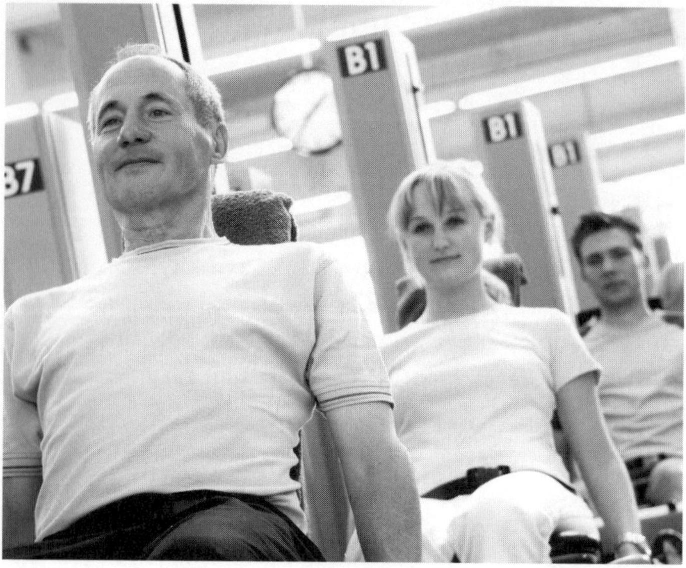

Geschlossene Schuhe, auch Turnschuhe, sind nicht ideal, weil sie den Abfluss von Körperwärme verhindern. Ideal sind dünne Gymnastik- oder Geräteschuhe oder dünne Sandalen.

Je leichter die Trainingshose, desto besser; ziehen Sie dünnes Material vor, am besten Baumwolle oder Seide. Meiden Sie die dicken »Jogging«-Anzüge. Die Hose sollte außerdem mindestens knielang sein.

Allzu enge Gummizüge behindern die Luftzirkulation unter der Kleidung. Ideal ist die klassische, im Bund eingelassene Kordel. Damit »sitzt« die Hose auf den Beckenknochen und schnürt den Bauch nicht ein. Das Oberteil, ein T-Shirt oder ein altes Baumwollhemd mit der ihm eigenen Saugfähigkeit, sollte lang genug sein, damit auch beim Bücken die Nierengegend nicht frei wird.

Eine physiologisch sinnvolle Wärmeverteilung über den ganzen Körper erfordert Ärmel bis zu den Ellbogen. Bei unzureichender Kleidung werden bestimmte Körperstellen vorübergehend unterversorgt. Kritisch sind die Schulterregion und die Nierengegend, da diese auf Luftzug leicht mit Unterkühlung reagieren. Bei den Schultern äußert sich dies in einer verstärkten Bereitschaft zu rheumatischen Beschwerden, bei den Nieren in einem erhöhten Entzündungsrisiko.

Kostengünstige und zweckmäßige Trainingsbekleidung erhalten Sie durch Wiederverwertung Ihrer alten Sachen. Abgetragene und ausgewaschene Kleidungsstücke haben jene zwei Qualitäten, die Neuanschaffungen abgehen: Saugfähigkeit und Tragkomfort. Insbesondere können Sie sich den Aufwand für überflüssiges Zubehör wie Stirnbänder, Gewichthebergürtel, Gelenkschoner und Legwarmers ersparen.

TEIL V

Vergangenheit und Zukunft

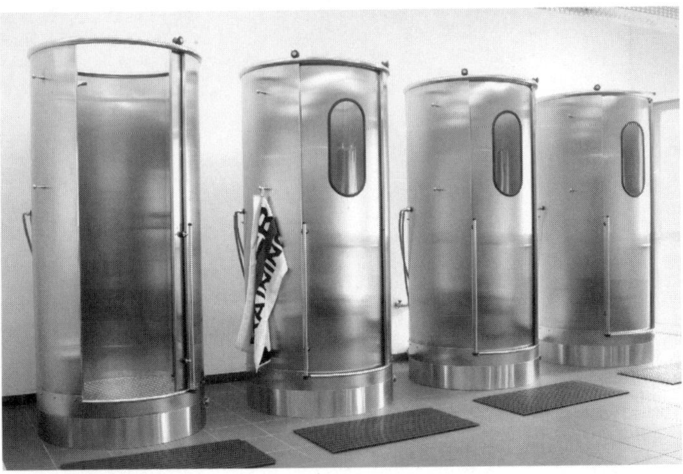

Forschung und Entwicklung beim Kieser Training

Wenn Verfahren als »wissenschaftlich anerkannt« auftreten, so hat dies oft mehr mit Wirtschafts-, Macht- und Standespolitik zu tun als mit Wissenschaft. Viele »anerkannte« Verfahren im Bereich der Rehabilitation funktionieren überhaupt nicht. Die Frage, die sich die Kostenträger angesichts ihrer Finanzsituation heute stellen, lautet eher »Was müssen wir bezahlen?« als »Was nützt es?«.

Die Wissenschaftler als Berufsgruppe sind zu einer »Schreib-oder-stirb«-Gesellschaft geworden. Die Anzahl der Publikationen zählt, nicht deren Relevanz. Auf der anderen Seite gibt es eine Unmenge wertvoller Publikationen und Erkenntnisse, die offenbar niemanden interessieren. Ein Freund, Vert Mooney, Orthopäde und ehemaliger Professor an der Universität von Kalifornien, behandelt Skoliosen an Kindern mit einer »Rotary Torso«-Kraftmaschine mit sensationellem Erfolg. Seine Berufskollegen zeigen jedoch kaum Interesse an seinen Ergebnissen. Vor zwei Jahren publizierte die *New York Times* eine Studie, bei der 37 zur Rückenoperation eingeschriebene Patienten in die LE-Maschine, wie sie in allen Kieser Training-Betrieben steht, gesetzt und trainiert wurden. Von den 37 Patienten konnten 33 den Operationstermin absagen; die Schmerzen waren weg. Die Meldung ist meines Wissens in keiner deutschen Zeitung erschienen. Die Liste der Beispiele ließe sich vermutlich nahezu endlos fortsetzen, auch auf anderen Gebieten.

Die Spezialisierung auf das Kraftproblem und die Erfahrung mit und Beobachtung von Tausenden von Trainierenden hat dazu geführt, dass Kieser Training Fragen zu Problemen stellt, von deren Existenz die Wissenschaft noch gar nichts weiß. Das Anschauungsmaterial, das Kieser Training mit Hunderttausenden von Kunden hat, ist einzigartig. Da in Deutschland ohnehin die Privatwirtschaft viermal mehr als der Staat in die Forschung investiert, haben wir uns 2002 entschlossen, eine Abteilung für Forschung und Entwicklung zu schaffen.

Der Zweck der FAKT (Abkürzung für **F**orschungs-**A**bteilung **K**ieser **T**raining) besteht darin, die technologische Entwicklung von Kieser Training voranzutreiben und die wissenschaftliche Untermauerung bereitzustellen. Dies alles in Zusammenarbeit mit Universitäten und Kliniken. Die Ergebnisse von Studien sollen umgesetzt werden und letztlich den Kunden von Kieser Training wie den Anwendern der Kieser Technologie in speziellen Kliniken zugutekommen.

Die Situation am Gesundheitsmarkt

Als Kieser Training vor 15 Jahren mit dem Slogan »Ein starker Rücken kennt keine Schmerzen« auftrat, hat diese Aussage in der Fachwelt kaum jemand ernst genommen. Das ist nachvollziehbar, denn weder die Ärzte noch die Physiotherapeuten hatten in ihrer Ausbildung je etwas von Krafttraining gehört. Unser Postulat wurde als unseriös gebrandmarkt; heute wird es nicht nur von Mitbewerbern »gekupfert«, sondern auch von Kostenträgern.

Rückenschulen lehrten den Umgang mit dem Problem – »Richtig gehen, stehen, sitzen, heben« und so weiter. Die Ursache jedoch, der Mangel an Kraft in den Rückenstreckern und der autochthonen Rückenmuskulatur, blieb unbeachtet. Die Frage, warum sich die einfache Lösung nicht einfach, sozusagen von selbst, durchsetzt, hat mich lange beschäftigt, bis mir ein Argument eines Kostenträgervertreters eine mögliche Ursache dieses Phänomens vor Augen führte, gleichzeitig aber auch meine Naivität offen legte. Auf meine Dreisatzrechnung »20 Milliarden kostet der deutsche Rücken jedes Jahr; 80 Prozent der chronischen Rückenpatienten werden schmerzfrei oder erfahren eine signifikante Schmerzreduktion mit einer einzigen, etwa zwei Minuten dauernden Übung, einmal pro Woche. Dies entspricht einer potenziell möglichen Einsparung von sage und schreibe 16 Milliarden pro Jahr« erhielt ich die Antwort: »Wissen Sie, wie viel tausend Arbeitsplätze im Gesundheitswesen dies vernichten würde?« Das machte mich nachdenklich. Aber der Mann hat Recht. Die 20 Milliarden sind nicht »verloren«; sie fließen ja irgendwohin: in Arztpraxen, in Kliniken, in Form von Gehältern zum Pflegepersonal und, und, und. Mir wurde klar: Weiter bei den Kostenträgern vorstellig zu werden ist vergebliche Liebesmüh. Die Einzigen, die ein vitales Interesse an der Sache haben, sind diejenigen, die konkret betroffen sind: die Rückenpatienten. Der Erfolg wird sich herumsprechen. Wann immer mich jemand fragt, warum denn die Kassen das Kieser Training nicht bezahlen, antworte ich: »Fragen Sie das Ihre Kasse.« Doch halte ich es nicht für sinnvoll, wenn die Kasse alles bezahlt. Ein Drittel oder die Hälfte wäre ausreichend. Schon Sigmund Freud stellte fest, dass die Patienten schneller gesund werden, wenn sie selber bezahlen.

Grundsätzlich stellt sich uns ein weiteres Problem: Die Überalterung nimmt zu. 1994 waren 48 Prozent der Bevölkerung 40 Jahre alt oder älter, 2040 werden es 62 Prozent sein. 21 Prozent der Bevölkerung waren 1994 60-jährig oder älter, im Jahr 2040 wird ein Drittel über 60 Jahre alt sein. Diese deutschen Zahlen sind vergleichbar mit denjenigen aus dem westlichen Europa. Mit dem Älterwerden sind typische Erkrankungen am Stütz- und Bewegungsapparat verbunden: Ab dem dreißigsten Lebensjahr etwa entwickeln sich Rücken- und Nackenschmerzen, ab der Menopause die Osteoporose, die Männer folgen durchschnittlich zehn Jahre später nach. Der Muskelabbau beginnt Mitte des dritten Lebensjahrzehnts, die ersten Symptome der Altersschwäche treten zwar Jahrzehnte später, aber unweigerlich, auf: Die Belastbarkeit nimmt ab, Schmerzen und Abnützungen am Bewegungsapparat entwickeln sich. Wiederholte Stürze, ein typisches Symptom der Altersschwäche, treten auf, oft mit fatalen Folgen. Alle diese Krankheitsbilder stehen in engem Zusammenhang mit der Muskelkraft.

Ein 45-Jähriger benötigt 100 Prozent Gesundheitskosten, ein 60-Jähriger bereits 140 Prozent und ein 80-Jähriger 220 Prozent. Schon heute kostet der Rücken Deutschland 30 Milliarden Euro, die Osteoporose fünf Milliarden Euro pro Jahr; Tendenz: unaufhaltsam steigend.

Der Gesundheitsmarkt ist in den meisten westlichen Ländern stark reguliert, das Geld ist knapp und die demographische Entwicklung verschärft die Lage von Jahr zu Jahr. Der einzige Weg aus dieser Kostenspirale geht über eine massiv vermehrte Eigenverantwortung, Eigeninitiative und Eigenleistung jedes einzelnen Bürgers. Die »Vollkaskomentalität« und »Selbstbedienung« aus dem Topf des Gesundheitswesens wird der Vergangenheit angehören. In Deutschland und den Niederlanden erhalten Patienten mit chronischen Beschwerden am Bewegungsapparat nur noch wenige Physiotherapieeinheiten und kostengünstige Schmerzmedikamente (Aspirin) zugesprochen. Der behandelnde Arzt kann seinem öffentlichen Auftrag »Heilen und Lindern« nicht mehr gerecht werden. Daher wird nach Alternativen gesucht.

Chirotherapie, Injektionen, Medikamente und Operationen werden angeboten; Krankengymnasten bieten passive und aktive Physiotherapie an; Rückenschulen lehren, mit den Beschwerden »umzugehen«. Die ärztlichen und physiotherapeutischen Maßnahmen sind allerdings vor allem in akuten Stadien einer Erkrankung angezeigt, können aber selten wirklich das Problem ursächlich angehen. In einem chronischen Stadium sind sie dagegen selten angezeigt.

Erfahrungen zeigen, dass bis zu 80 Prozent aller chronischen Beschwerdebilder am Bewegungsapparat wie chronische Rücken- oder Nackenschmerzen, Knie-, Hüft- oder Schulterschmerzen auf Muskelschwäche beruhen und daher mit gesundheitsorientiertem Krafttraining erheblich verbessert werden können. Im Rücken- und Nackenbereich, wo die Kraft objektiv gemessen werden kann, geht die Verbesserung der Symptomatik mit einer Steigerung der Kraft einher. Demnach sind die meisten Beschwerdebilder ursächlich auf eine zu schwache Rückenmuskulatur zurückzuführen. Pathologisch-anatomische Veränderungen wie Bandscheibenvorfall, Arthrose, Gleitwirbel können nicht »wegtrainiert« werden, aber mit einer Kräftigung der umliegenden Muskulatur gehen die Beschwerden zurück und der Patient verfügt über eine verbesserte Belastbarkeit und Funktionalität und damit über mehr Lebensqualität.
Eine Kräftigung ist nur in seltenen Fällen nicht angezeigt. Verändert sich das Beschwerdebild durch das Krafttraining jedoch nicht, so verfügt der Patient trotzdem über mehr Kraft und Beweglichkeit und damit über eine verbesserte Funktionalität.

Kieser Training bietet mit seinem körpergerechten Training eine rationelle und erfolgreiche Problemlösung.

Am Anfang war der Schrottplatz oder: Die lange Geschichte von Kieser Training in Kürze

Nicht nur unser Bewegungsapparat entwickelt sich am Widerstand. Auch Ideen materialisieren sich und entwickeln ihre Durchschlagskraft gegen Hindernisse, die ihre Verbreitung zu verhindern suchen.

»Du musst mit Gewichten trainieren; dann bist du schneller wieder gesund.« Das sagte mir Ramon, ein spanischer Profiboxer. Es war im Jahr 1958, als ich mir beim Sparring, kurz vor einem wichtigen Kampf, eine Rippenfellquetschung zuzog. Der Vereinsarzt hatte mir für sechs Monate Trainings- und Wettkampfverbot erteilt. Ein hartes Verdikt für einen jungen Athleten, der seine Sportart liebt. Die Empfehlung von Ramon konnte dem Arzt nur ein mitleidiges Lächeln entlocken: »Wo denkst du hin. So was lässt sich nicht beschleunigen. Nun gib mal Ruhe für einige Zeit.« Ich erzählte unserem Trainer von Ramons Vorschlag. »Gewichte? Das Schlimmste, was du machen kannst! Du bist ein Talent, eine große Hoffnung. Aber du ruinierst deine Karriere, bevor sie richtig begonnen hat.« (In gewissem Sinne hatte er ja Recht, wie die weitere Entwicklung zeigte.)

Der Widerspruch zwischen der eindeutigen Ablehnung durch die »Experten« und der dezidierten, schlichten, aber spürbar durch die Erfahrung untermauerten Empfehlung des »Praktikers« faszinierte mich. Ich wollte Klarheit. Ramon brachte mir das Training mit Gewichten bei. Innerhalb weniger Wochen war meine Verletzung ausgeheilt, die Schmerzen beim Atmen waren verschwunden. Aber das Erstaunlichste war: Meine körperliche Verfassung war so hervorragend wie nie zuvor. Der Arzt wunderte sich etwas, der Trainer kam ins Grübeln. Die Metamorphose meines Körpers und der beschleunigte Heilungsprozess begeisterten mich für das damals noch kaum bekannte Training.

Das Boxen verlor allmählich seine Magie für mich. Ich suchte nach Literatur zum Thema »Kraft«. Das Wenige, das ich fand, war aus der DDR, meist Übersetzungen aus dem Russischen. Die weitaus meiste Literatur aber lag in englischer Sprache vor. Deshalb lernte ich Englisch.
Das Gefühl, hier etwas Wertvolles, jedoch noch Verkanntes entdeckt zu haben, beflügelte mich. Erstes Versuchsobjekt war mein eigener Körper. Aus einem eher schmächtigen Leichtgewicht wurde ein kräftiges Mittelgewicht und nach etwa zwei Jahren ein noch kräftigeres Halbschwergewicht. Meine Mutter meinte, jetzt sei es aber genug; so wie ich aussähe, sei ja nicht mehr schön und auch nicht mehr normal. Doch war ihre Sorge unbegründet; ich war an der Grenze meines genetischen Potenzials angelangt.

Das erste Sportstudio in Deutschland wurde von Poldi Merc Anfang der Sechzigerjahre in Berlin eröffnet. Merc hatte das Krafttraining bei den Amerikanern in der Kaserne entdeckt.

Als ich zum ersten Mal ein Sportstudio sah, wusste ich: Das ist meine Zukunft.

Was ich hatte, war die Begeisterung. Was mir fehlte, war das Geld. Geld? Zum Trainieren braucht man vor allem Eisen, dachte ich damals. Es gab noch keine »Fitnessindustrie«. Ich hatte lediglich die Abbildungen aus amerikanischen Zeitschriften vorliegen. Also: viel Eisen. Das fand ich auf dem Schrottplatz. 40 Rappen das Kilogramm. Viele runde Scheiben, aus denen sich Hanteln machen ließen. Und Rohre und Stangen, zwar rostig und garstig, aber günstig. Was ich noch brauchte waren ein gebrauchtes Schweißgerät, eine Standbohrmaschine und etwas Handwerkszeug. So entstand mein Kraftstudio.

In Zürich fand ich Räume zu unglaublich günstigen Mietbedingungen, weil der Eigentümer des Gebäudes innerhalb von Jahresfrist die Genehmigung zu dessen Abbruch erwartete.
Ein großer Raum mit einem rohen Holzboden, daneben eine uralte Waschküche, die ich in eine Duschanlage verwandelte, indem ich in die Wasserzuleitung Gruppen von kleinen Löchern bohrte. Meine »Kunden« waren meine Kollegen, die meisten aus dem Leistungs- und Hochleistungssport.

Wie konnte ich meine Sache bekanntmachen? In einem Anfall von grotesker Selbstüberschätzung (ohne die wohl die meisten Unternehmen gar nie zustande gekommen wären) lud ich »die Presse« ein. Einer kam ... und schrieb einen guten Artikel in der *Neuen Zürcher Zeitung* (ich habe sie seit diesem Datum abonniert).

Mein Kundenstamm hielt sich jedoch in Grenzen. Ich musste werben, um rentabel zu werden. Wiederum die

Frage: Wie, ohne Geld? Mein Freund – später ein großer Schweizer Kunstmaler – entwarf ein Plakat. Er hatte eine Freundin, deren Eltern eine Druckerei besaßen – und im Urlaub waren. Wir druckten 500 Plakate, nachts. Morgens um vier Uhr beglückten wir die Stadt Zürich mit unserer Botschaft. Es war Samstag. So hingen die Plakate wenigstens bis Montag. Nun kamen tatsächlich Leute in mein Studio. Zuerst jene von der Gewerbeaufsicht. Der zuständige Beamte war angesichts meiner Mittellosigkeit offensichtlich gerührt. Die Strafe betrug ganze vierundvierzig Franken und vierzig Rappen, inklusive Schreibgebühr. Leider kam mein Unternehmen nie mehr in den Genuss einer so günstigen Werbeaktion.

Mitte der Siebzigerjahre schwappte die Fitnesswelle aus den USA nach Europa über. Ich hatte das verdienstlose Glück, schon da zu sein. Mein Kundenbestand nahm nach Jahren des Dahindümpelns zu. Doch brachte die Fitnesswelle auch die Mitbewerber. Aber nicht solche mit Geräten aus Alteisen; sondern mit allem Drum und Dran: mit Sauna, Saftbar, Solarien und allem, was man heute unter dem Begriff »Wellness« zusammenfasst.

Vielleicht muss ich da mithalten, dachte ich mir. Ich ließ eine Sauna einbauen, richtete Saftbar, Solarien, Ruhe- und Massageräume ein. Die Kunden fanden das nett, und es kamen immer mehr. Natürlich freute ich mich über den wachsenden Zulauf; doch nagte zunehmend ein sich allmählich zur Gewissheit verdichtender Verdacht an meinem Selbstverständnis: Ich wollte doch die Leute stärker machen mit meinem Angebot. Darin sah ich dessen Zweck. Aber meine Kunden lagen nur noch herum, knabberten an Brezeln im

Ruheraum oder quasselten in der Saftbar. Zum Training hatten sie angeblich »heute« gerade nicht genug Zeit. Meine Argumentation von der Art: »Was soll der Quatsch? Ein korrekter Saunabesuch dauert wesentlich länger als das Training. Wenn du nur hier herumliegst, ändert sich nichts bei dir, und du bist keine Referenz für meinen Laden«, stieß auf Verständnislosigkeit. So hatten wir nicht gewettet. Nach drei Jahren hatte ich genug. Ich entledigte mich aller »passiven« Einrichtungen; gleichzeitig aber auch etwa eines Drittels meines Kundenbestandes. Doch kamen neue, aktivere Kunden. Leute, denen ich tatsächlich Nutzen bieten konnte.

Zur gleichen Zeit las ich in einer amerikanischen Kraftsportzeitschrift einen Artikel von Arthur Jones über seine Erfindung, die Nautilusmaschinen. Ich begriff sofort: Der Mann ist mir zwanzig Jahre voraus. Das Problem, das er mit seinen Maschinen auf geniale Weise gelöst hatte, beschäftigte mich schon seit langem.
Um einen Vergleich zu nutzen: Jones' Erfindung entsprach in ihrer Bedeutung für den Fitnessmarkt etwa jener der Erfindung des Kugelkopfs für den Schreibmaschinenmarkt in den Sechzigerjahren. Ich reiste zu Jones. Die Maschinen waren unsäglich teuer; aber ich musste sie haben. Daran gab es für mich keinen Zweifel. Ich pumpte mir das Geld zusammen. In der Familie, bei Freunden und auch bei meinen Kunden. Ein betriebswirtschaftlich geschulter Kunde – Controller in einem Großunternehmen – brachte mir eine vollständige schriftliche Investitionsrechnung, die meinen Konkurs fast auf den Tag genau antizipierte. Die Maschinen kamen; der Konkurs aber nicht. Dafür hatte sich mein Verkaufsumsatz rasch verdreifacht. Ich zahlte all meinen Gönnern ihr Geld mit Dank und großzügigem Zins zurück. Ver-

mutlich war ich der erste Anbieter mit einer kompletten Nautilus-Ausrüstung in Europa.

Bald war mein Laden so voll, dass ich zwangsläufig über eine Expansion nachdenken musste. 1981 eröffnete ich einen Filialbetrieb, schrieb das erste Handbuch für mein Konzept und expandierte via Franchising in der Schweiz. Die Marke Kieser Training bekam ein Gesicht. Nach acht Jahren, mit sechzehn Betrieben, war die kleine Schweiz abgedeckt.

Dass Krafttraining ein Therapeutikum gegen Rückenschmerzen ist, war unter uns »Insidern« mittlerweile ein alter Hut. Die Kunde war aber seltsamerweise noch nicht bis zur medizinischen Front durchgedrungen. Arthur Jones hatte nach der Erfindung der Nautilusmaschinen eine neuartige Test- und Therapiemaschine entwickelt, anhand derer Wirbelsäulensyndrome effizient therapiert werden konnten. In der ersten Praxis für Medizinische Kräftigungstherapie, die von meiner Frau eröffnet wurde, wurden erstmals in Europa die Test- und Therapiemaschine eingesetzt (siehe Kapitel »Die Therapie«, Seite 56). Die Beobachtung, dass die nunmehr schmerzfreien Patienten weitermachen wollten, veranlasste uns, die Therapieabteilung in das Kieser Training-Konzept zu integrieren und nach Deutschland zu expandieren.

Wir begannen in Deutschland 1990 mit einem Pilotbetrieb in Frankfurt. Nach vier Jahren entschlossen wir uns zur weiteren Expansion und eröffneten zunächst zwei Betriebe in Hamburg. Die liefen kaum. In meinem Leichtsinn hatte ich aber schon Mietverträge in Köln und München unterschrieben. Es blieb nur noch die Flucht nach vorne.

Der Anfang in Hamburg war alles andere als leicht. Wir mussten den Passanten klarmachen, dass der Kieser Training-Betrieb weder eine Maschinenverkaufsstelle noch eine Kunstausstellung war. Dass es zwar nicht furchtbar lustig sei, bei uns zu trainieren, aber dass es nützen würde. Kein Vergnügen? Anstrengend gar? Keine Sauna, keine Fahrräder? Keine Musik? Und dann noch zahlen dafür? Wir erklärten, dass weder Saftbar noch Musik einen Beitrag zur Reduktion von Rückenschmerzen oder zur Fitness leisteten. Doch einige glaubten es. Nach wenigen Wochen wussten sie es. Sie erzählten es weiter. Die Unsicheren fragten ihren Arzt. Die Ärzte waren unterschiedlicher Ansicht. Von Kommentaren wie »Sind Sie wahnsinnig, Sie mit Ihrem Rücken und Krafttraining?« bis hin zu »Das ist genau das Richtige für Sie« wurde uns von den Kunden alles überbracht.

Nach zwei Jahren war offenbar eine Art »kritische Masse« der Kommunikationsdichte überschritten. Die anfängliche Skepsis wandelte sich in begeisterte Aufnahme. So kam die Expansion in Deutschland in Schwung.

Heute ist Kieser Training in zehn Ländern vertreten mit über 130 Betrieben und etwa 300 000 Kunden, wovon mehr als die Hälfte Kundinnen sind. (Weitere Informationen hierzu unter *www.kieser-training.com.*)

Ramon habe ich leider nie mehr wiedergesehen; er weiß nicht, was er damals losgetreten hat.

Wie sieht die Zukunft von Kieser Training aus?

Diese Frage wird mir immer wieder gestellt, gerade so, als könnte ich in die Zukunft blicken. Natürlich plant jeder Unternehmer »die Zukunft«, so wie er sie sich vorstellt. Doch existiert jedes auch noch so kleine Unternehmen im historischen, politischen und kulturellen Kontext seiner Gesellschaft. So betrachtet fallen am Unternehmen Kieser Training einige Besonderheiten auf, die zu denken geben. Vom Angebot über den publizistischen Auftritt bis zur architektonischen Gestaltung liegt es neben dem »Mainstream«, erscheint weitgehend resistent gegenüber Trends und Moden, sowohl jener der Fitnessbranche wie auch jener der Wissenschaft (denn auch dort gibt es Moden).

Ein Freund sagte mir einmal, ihn fasziniere am Kieser Training-Konzept die Unwahrscheinlichkeit seiner Existenz, also dass es das überhaupt gibt. In der Tat – jeder Marketingberater sieht große (Marketing-)Mängel und schlägt mir vor, was ich alles tun soll um – ja, um was? Um endlich zum Mainstream zu gehören?

Den Kieser Training-Betrieben unterliegt nicht ein schlaues Marketingkonzept, sondern meine simple Vorstellung, wie die ideale Trainingsanlage auszusehen hätte, in der ich gerne trainieren würde. Wenn ab und zu – besonders in meiner Anfangszeit als Unternehmer – meine Maßnahmen vom Erwerbsgedanken ausgingen, ging es schief. Es ging immer dann gut, wenn ich vom Nutzen für die Kunden ausging, zu denen ich mich ja auch zähle. Daraus habe ich gelernt. Das ist nicht Frömmelei oder Gutmenschentum, sondern purer Egoismus. Ich habe einfach gemerkt: Wenn es den Kunden gutgeht, geht es mir auch gut. Aufgrund dieser Prämisse glaube ich, dass Kieser Training durchaus eine Zukunft hat, auch wenn das Konzept nicht mit postmoderner Beliebigkeit übereinstimmt.

Die Generation, die jetzt heranwächst, befindet sich in einem alarmierend schlechten körperlichen Zustand. Das ist aber nicht ihr eigener Fehler. Die Lebensweise, die bei den jungen Leuten diesen Gesundheitszustand verursacht, wurde von den vorangegangenen Generationen, von ihren Eltern verursacht. Diese haben die Pflicht, die Sache wieder in Ordnung zu bringen und die Kraft und Beweglichkeit ihrer Kinder zu fördern. Der flotte Spruch des Ökonomen John Maynard Keynes (1883–1946), »Langfristig sind wir alle tot«, ist nicht vollständig. Er müsste ergänzt werden mit: »Freilich, aber unsere Nachfahren – sowohl die menschlichen wie die animalischen – möchten auch leben und haben ein Recht darauf.« Ein Blick auf das Weltgeschehen zeigt auch dem einfachsten Gemüt, dass die Sache nicht zum Besten steht. Doch gerade deshalb sollten wir weiterrudern, in der Hoffnung, irgendwann an den Gestaden der Vernunft anzulanden.

Wenn wir unseren Körper in Ordnung bringen, ist dies ein ganz kleiner, aber eben doch ein Anfang zur Verbesserung der Welt.

Anhang

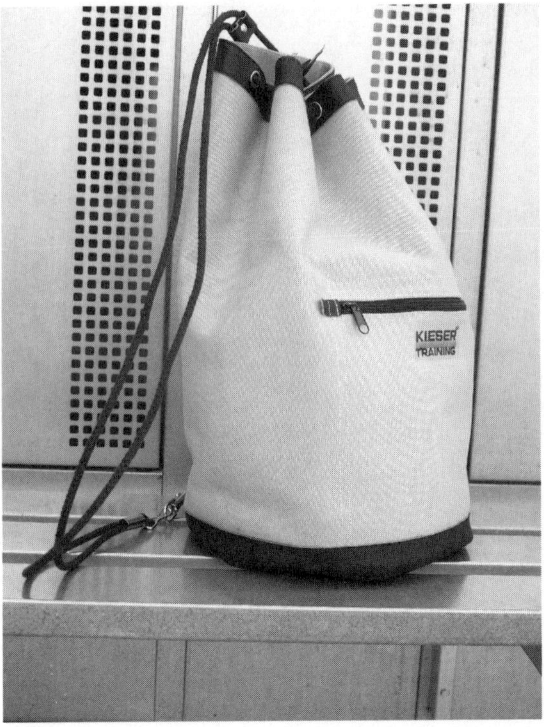

Literatur

Batmanghelidj, F.: *Wasser, die gesunde Lösung.* VRK, Kirchzarten bei Freiburg 1996

Biggoer, R.: *Medical strengthening therapy on chronic low-back pain (LBP).* Conference abstract 1997

Brose, A. et al.: *Creatine Supplementation Enhances Isometric Strength and Body Composition Improvements Following Strength Exercise Training in Older Adults.* In: Journal of Gerontology BIOLOGICAL SCIENCES, Vol. 58, No. 1, S. 11–19, Ontario 2003

Brück, K. und H. Olschewsky: *Human Acclimation, Body Temperature and Endurance Performance.* Kongresspapier, Odense 1988

Carpenter, D. und B. Nelson: *Low back strengthening for health, rehabilitation and injury prevention.* Medicine and Science in Sports and Exercise (1999) 31, 18–24

Carpenter, D. M., J. E. Graves, M. L. Pollock, S. H. Leggett, D. Foster, B. Holmes und M. N. Fulton: *Effect of 12 and 20 weeks of resistance training on lumbar extension torque production.* In: Physical Therapy, 71 (1991), S. 580–588

Dokumentationsdienst der Schweizerischen Akademie der Medizinischen Wissenschaften, *Medizinische Kräftigungstherapie bei chronischen Kreuzschmerzen: Übersicht und kritische Beurteilung der Literatur zu MedX.* Auftragsarbeit 1999

Dubs, R.: *Sportmedizin für jedermann.* Jan Frey, Zürich 1954

Feldenkrais, M.: *Der aufrechte Gang.* Insel Verlag, Frankfurt am Main 1968

Fiatarone, M.: *High-Intensity Strength Training in Nonagenarians,* Boston. Journal of the American Medical Association. (1990) 2630, S. 3029–3034

Gironda, V.: *On Abdominals: Personal manuscript.* Hollywood 1964

Graves, E. und B. A. Franklin: *Resistance training for health and rehabilitation.* Human Kinetics, Champaign, Il. (2001)

Graves, J. E. et al.: *Single versus multiple set dynamic and isometric lumbar extension strength training.* (1991) In: Proceedings, Book III, World Confederation for Physical Therapy, 11th International Congress, London: United Kingdom, S. 1340–1342

Graves, J. E., M. L. Pollock, D. M. Carpenter, S. H. Leggett, A. Jones, M. MacMillan und M. Fulton: *Quantitative assessment of full range-of-motion isometric lumbar extension strength.* In: Spine, 15 (1990), S. 289–294

Graves, J. E., M. L. Pollock, S. H. Leggett, D. M. Carpenter, C. K. Fix und M. N. Fulton: *Limited range-of-motion lumbar extension strength training.* In: Medicine and Science in Sports & Exercise, 24 (1992), S. 128–133

Graves, J. E., D. C. Webb, M. L. Pollock, J. Matkozich, S. H. Leggett, D. M. Carpenter, D. N. Foster und J. Cirulli: *Pelvic stabilization during resistance training: its effect on the development of lumbar extension strength.* In: Archives of Physical Medicine & Rehabilitation, 75 (1994), S. 210–215

Hettinger, Th.: *Isometrisches Muskeltraining.* Thieme, Stuttgart 1972

Hobom, B.: *Ein Scherbenhaufen; Wie die Gesundheitsindustrie irrte.* FAZ Nr. 192 (2003), S. N1

Holmes, B., S. H. Leggett, V. Mooney, J. Nichols, S. Negri und A. Hoeyberghs: *Comparison of female geriatric lumbar-extension strength: asymptotic versus chronic low back pain patients and their response to active rehabilitation.* In: Journal of Spinal Disorders, 9 (1996), S. 17–22

Jones, A.: *Bulletin I and II.* Lake Helen, FL 1972

Kieser, G.: *Postoperatives Krafttraining als Rehabilitationsmassnahme gezeigt am Beispiel des vorderen Kreuzbandes vom Kniegelenk,* Universität Zürich (Promotionsarbeit) 1988

Kieser, W.: *Die Seele der Muskeln.* Walter Verlag, Düsseldorf 1996

Kieser, W.: *Vom Krafttraining zur Krafttherapie.* In: Neue Zürcher Zeitung, Zürich (1990) Ausgabe 4. April

Lutz, W.: *Leben ohne Brot.* Selecta, München 1990

Montignac, M.: *Die Montignac-Methode – essen und dabei abnehmen.* Arthulen Verlag, Offenburg 1990

Mooney, V., M. Kron, P. Rummerfield und B. Holmes: *The effect of workplace based strengthening on low back injury rates: A case study in the strip mining industry.* Journal of occupational rehabilitation. (1995) 5, S. 157–167

Morehouse, L. E.: *Physiological Basis of Strength Development.* Simon & Schuster, New York 1960

Nelson, B. W., E. O'Reilly, M. Miller, M. Hogan, J. A. Wegner und C. Kelly: *The clinical effects of intensive, specific exercise on chronic*

low back pain: a controlled study of 895 consecutive patients with 1-year follow up. In: Orthopedics, 18 (1995), S. 971–981
Nelson, B. W., D. M. Carpenter, T. E. Dreisinger, M. Mitchell, C. E. Kelly und J. A. Wegner: *Can spinal surgery be prevented by aggressive strengthening exercises? A Prospective study of cervical and lumbar patients*. In: Archives of Physical Medicine and Rehabilitation 80 (1999), S. 20–25
Phillip, M.: *Ein Satz genügt! Erfahrungen mit Mehrsatz- und Einsatzmethoden im Krafttraining*. In: Leistungssport 1 (1999), S. 26–28
Phillip, M.: *Einsatz-Training versus Mehrsatz-Training. Zur Kontroverse um die Satzzahl beim Krafttraining unter Berücksichtigung empirischer Evidenzen*. In: Leistungssport 4 (1999), S. 27–34
Pollock, M.: *Effects of Isolated Lumbar Extension Resistance Training on Bone Mineral Density*. Medicine in Science and Sports and Exercise (1992), S. 66
Pollock, M. L., J. E. Graves, D. M. Carpenter, D. Foster, S. H. Leggett und M. N. Fulton: »Muscle« In: S. H. Hochschuler & R.D. Guyer (eds.), *Rehabilitation of the Spine*. Mosby Year Book 1993, S. 263–284
Pollock, M. L., S. H. Leggett, J. E. Graves, A. Jones, M. Fulton und J. Cirulli: *Effect of resistance training on lumbar extension strength*. In: American Journal of Sports Medicine, 17 (1989), S. 624–629
Popper, K. R.: *Objektive Erkenntnis*. Hoffmann und Campe, Hamburg 1973
Prang, B. und K. M. Hahn: *Die medizinische Kräftigungstherapie*. In: Physiotherapie med, 4 (1999), S. 20–28
Riemkasten, F.: *Die Alexander-Methode*. Haug Verlag, Heidelberg 1972
Risch, S. V., N. K. Norvell, M. L. Pollock, E. D. Risch, H. Langer, M. Fulton, J. E. Graves und S. H. Leggett: *Lumbar strengthening in chronic low back pain patients*. In: Spine, 18 (1993), S. 232–238
Samulat. G.: *Wirtschaft forscher als der Staat*. In: Spektrum der Wissenschaft, August 2004, S. 20
Starkey, D. B.: *Effect of training volume on strength*. In: Med.sci. Sport Exerc.(1996), S. 1311–1320
Westcott, W. L.: *Strength Fitness. Physiological Principles and Training Techniques*. Allyn and Bacon, Boston 1982

Register

Abbauprozess 20
Adenosindiphosphat (ATP) 43
Altersdiabetes 24
Aminosäuren 134
Angst 28
Antagonist 36, 41, 140 ff.
Arbeit, aerobe 43
Arbeit, anaerobe 43
Aufbauphase 123
Aufbauprozess 20
Aufwärmen 91 ff.
Ausdauertraining 111 f., 135 f., 139
Aussehen 125

Bänder 39
Bauchmuskulatur 142 f.
Beckenbodentraining 100 f.
Bindegewebe 39 f.
Blasenschwäche 100
Blut 41, 51, 71

Darwin, Charles 38
Dehnung 36, 140 f.
Dehnungsreflex 42, 141
Dekonditionierungs-Spirale 19
Dysbalance 62 f., 141
– antagonistische 121, 138
– intermuskuläre 32
– muskuläre 61, 67
– synergistische 61 f.

Effekt, indirekter 54 f.
Einführungsphase 121 f.
Eiweiß 133 f.
Eiweißpräparate 109
Entbindung 100
Epithelgewebe 39
Ergonomie 31
Erhaltungsphase 123 f.
Ermüdung 72 f.
Ernährung 77, 131 ff.

Fett 75 ff., 127, 132 ff., 143
Fiatarone, Maria 20
Freud, Sigmund 156
Fuß 67, 137

Geburt 98 f.
Gesundheitsmarkt 155 f.
Gewebe 39
Gironda, Vince 144
Gleichgewicht, labiles 16 f., 67
Gleichgewicht, stabiles 16 f.
Glykogen 43

Haltung 128
Hanteln 83 ff.
Hip extension-Maschine 27
Hormone 70

Impedanz-Messung 79
Isotonische Getränke 110

Jones, Arthur 56 f., 84, 163 f.

Kaiserschnittentbindung 99
Kälte 92
Kalzium 68, 70
Katabolie 69
Katecholamine 29
Keynes, Maynard John 167
Knochen 40, 68 ff., 126
– -dichte 68
– -erweichung 40
– -masse 68
Knorpel 39 f.
Kohlenhydrate 132 f.
Konzentration 102, 112
Körpergewicht 78 f.
Körpertemperatur 75, 92 ff., 146 f.
Kräftigungstherapie 120 f.
Kraftkurve 47, 88, 122, 138
Kraftmaschinen 87 ff.
Kreatin 134
Kreatinphosphat 43
Kurzschlaf 72

Langlebigkeit 33 f.
Laufen 25 f., 135 ff.
Leistungssport 95 ff.
Lewis, Carl 94
Lumbar-Extension-Maschine 56

Menopause 100, 126, 156
Merc, Poldi 160
Mooney, Vert 153
Musik 112
Muskeln 40, 42 ff.
– -ketten 61
– -schlingen 32, 37, 46, 61

Nahrungsergänzungsmittel 134
Nerven 40 f.
Neuron 41
Nipkow, Daniel 95
Nordic Walking 139

Osteoporose 68 f., 126, 156 f.

Parasympathikus 71, 74, 112, 135
Phosphatgruppen 43
Psychosomatik 30
Pullover-Maschine 84 ff.

Rachitis 40
Radfahren 135 ff., 139
Reflexbogen 41
Reibung 89 f.
Reservefasern 44, 46
ROM (Range of Motion) 25 ff., 116, 138
Rückenmuskulatur, autochthone 57, 155
Rückenprobleme 30 ff., 56 ff., 126, 156
– chronische 61, 120, 142
Rückenstrecker 61 f., 142, 155

Sauna 110, 145 f.
Schwangerschaft 98 ff.
Schwimmen 139
Schwitzen 93 f., 145 f.
Sehnen 40
Selbstwahrnehmung 105 ff.
Skating 139
Sonnengeflecht (Solarplexus) 144

Sport 25 ff., 34, 52 f., 61, 74, 91
Spurenelemente 110
Störungen, hormonelle 40
Stress 28, 30, 71 ff.
Stretching 140
Stühle 31 ff.
Supplemente 134
Sympathikus 71, 74
Synergist 42

Therapiekontrolle 119 f.
Training
– -bekleidung 147 ff.
– -beratung 119
– -effekt 51 ff., 63
– -geräte 87
– -nutzen 125 ff.
– -prinzipien 114 ff.
Trigger-Faktor 19

Übertraining 53
Unterernährung 40
Unterzuckerung 99

Vitamin D 70
Vitamine 110
Vitaminmangel 40
Vorabklärung, medizinische 119 f.

Wandern 139
Wärme 92 f.
Wasser 73, 77, 110, 112 f., 116, 131, 145
Wellness 28 ff.

Zeit 117 f.
Zellen 38, 41
Zucker 132 f.